Dr. med. Tom Smith · **Hol das Beste aus ihm raus!**

Dr. med. Tom Smith

# Hol das Beste aus ihm raus!

## So bringen Sie Ihren Arzt dazu, Sie ernst zu nehmen

Aus dem Englischen von Annemarie Döring

Oesch Verlag

Die in diesem Buch vorgestellten Tipps und Übungen dienen der Selbsthilfe. Sie sind wirksam, leicht durchführbar und für jeden geeignet. Sollten Sie jedoch ernsthafte Gesundheitsprobleme haben, gleich ob physischen oder psychischen Ursprungs, begeben Sie sich bitte in fachliche Behandlung.
Die Angaben in diesem Band basieren auf dem bei Erscheinen aktuellen Wissensstand von Medizin und Naturheilkunde, soweit er Autor und Verlag zur Verfügung gestanden hat.
Alle Ratschläge wurden von Autor und Verlag sorgfältig erwogen und geprüft; dennoch kann eine Garantie nicht übernommen werden. Eine Haftung des Autors bzw. des Verlags und seiner Beauftragten für Personen-, Sach- und Vermögensschäden ist ausgeschlossen.

Die englische Originalausgabe erschien 2007 unter dem Titel
*How to Get the Best from Your Doctor*
bei Sheldon Press, London

Lektorat: Stefan Vieregg M.A. (www.vieregg.eu)
Umschlagbild: © mauritius-images
Druck- und Bindung: CPI – Ebner & Spiegel, Ulm
Printed in Germany

ISBN 978-3-0350-0052-8

Gern senden wir Ihnen unser Verlagsverzeichnis:
Oesch Verlag, Jungholzstraße 28, CH-8050 Zürich
E-Mail: info@oeschverlag.ch
Telefax 0041/44 305 70 66 (CH: 044 305 70 66)

Unser Buchprogramm finden Sie im Internet unter:
**www.oeschverlag.ch**

# Inhaltsverzeichnis

# Einleitung

Eine meiner unvergesslichsten Kindheitserinnerungen ist ein Bild mit dem Titel »Der Arzt«, das in der Wohnung meines Großvaters an der Wand hing. Es zeigt einen distinguierten älteren Herrn mit grauem Bart, der am Bett eines kranken Mädchens sitzt. Der Mann blickt gedankenverloren in die Ferne, das Kind ist totenblass, halb ohnmächtig und liegt offenbar im Sterben.

Dieses Gemälde von Luke Fildes war im Viktorianischen Zeitalter sehr beliebt, es erinnerte die Menschen jener Zeit an die Vergänglichkeit des Lebens und spiegelte die Ehrerbietung wider, die sie ihren Ärzten entgegenbrachten. Damals war die Arzt-Patienten-Beziehung noch eine Einbahnstraße: Der Arzt vermittelte seinen Patienten Wissen und Weisheit, und seine Schutzbefohlenen behandelten ihn dafür mit der gebührenden Ehrfurcht. Und natürlich waren Ärzte früher immer Männer.

Etwas von dieser Ehrerbietung hat sich bis in die zweite Hälfte des 20. Jahrhunderts erhalten. Als junger Arzt spürte ich deutlich, welch hohe Erwartungen meine Patienten in mich setzten. Es war fast unmöglich, sie zu erfüllen. Dass die Patienten uns auf ein Podest stellten, konnten wir nicht vermeiden. Doch unsere Vorgesetzten und Mentoren warnten uns davor, dieser übermäßigen Bewunderung auch noch Vorschub zu leisten, indem wir uns wie »Halbgötter in Weiß« aufführten.

Schon als kleiner Junge war mir bewusst, dass mein Großvater dieses Gemälde mit ganz anderen Augen betrachtete als ich. Ihn beeindruckte die vornehme, aristokratische Haltung des Arztes – mich aber machte der Anblick des sterbenden Kindes traurig. Warum tat der Arzt denn nichts, um es zu heilen, statt einfach tatenlos auf seinen Tod zu warten? Für meine viktorianischen Großeltern war dieser Arzt eine faszinierende Erscheinung, ich dagegen empfand ihn als jämmerlichen Versager.

Allem Anschein nach konnte er zwar sehr gut und einfühlsam mit Patienten umgehen, war dem kranken Mädchen aber überhaupt keine Hilfe. Meiner Ansicht nach hätte dieser Arzt dringend etwas gebraucht, um das Kind von seiner Krankheit zu heilen – und im Viktorianischen Zeitalter gab es solche Heilmittel leider noch nicht.

Immer wenn ich höre, dass ein Arzt angeblich »gut mit Patienten umgehen« kann, fällt mir dieses Gemälde wieder ein. Ob ich auch ein besonderes Talent für den Umgang mit Patienten habe, weiß ich nicht – vielleicht ja, vielleicht auch nicht. Aber wenigstens habe ich heutzutage die Möglichkeit, viele Menschen von ihren Krankheiten heilen zu können, und das ist tausendmal wichtiger.

## Gestern und heute

Machen wir nun einen kleinen Sprung nach vorn – von meiner Kindheit zum Heiligabend des Jahres 1963. Damals arbeitete ich als Assistenzarzt an einer Kinderklinik in Birmingham. Drei junge Kollegen und ich hatten uns als Beatles verkleidet – mit Mopps auf den Köpfen und Musikinstrument-Attrappen. Ich sollte Ringo Starr darstellen, obwohl ich einer der unbegabtesten Drummer war, die man sich nur vorstellen kann, und auch meine drei anderen Beatleskollegen wirkten auf ihren Gitarren aus Pappmaché nicht sehr überzeugend. Wir gingen von Station zu Station, spielten Beatles-Platten und zogen dazu eine Show auf unseren Instrumenten ab, um unsere kleinen Patienten aufzuheitern, die allesamt so krank waren, dass sie über Weihnachten nicht nach Hause entlassen werden konnten. Meine Station, in der lauter Kinder mit Krebs, Leukämie und lebensbedrohlichen Erbkrankheiten lagen, kam als letzte dran. Die Kinder waren ganz begeistert von unserer Vorstellung, lachten über das ganze Gesicht und klatschten im Rhythmus der Musik in die Hände. Das war für mich das schönste Weihnachtsfest, das ich je erlebt habe.

In der darauf folgenden Nacht starben auf meiner Station vier Kinder. Sie hatten sich irgendwie bis Weihnachten am Leben gehalten, starben aber in jener Nacht im Schlaf. Zwar hatten wir mit ihrem Tod gerechnet, trotzdem war das eines der traurigsten Erlebnisse in meiner Laufbahn als Krankenhausarzt.

Damals kam ich mir genauso hilflos vor wie der Arzt in dem Gemälde, aber zumindest machte die Medizin damals schon einige Fortschritte, und das tröstete mich. Man begann die Ursachen verschiedener schwerer Krankheiten zu entdecken und hatte aus diesen Erkenntnissen auch bereits einige erfolgreiche Therapien abgeleitet. Als ich 40 Jahre später (im Jahr 2003) wieder auf diese Kinderstation zurückkehrte, hatte sich die Situation grundlegend geändert: Während meiner Assistenzarztzeit waren alle Kinder, die mit Leukämie, bösartigen Nieren und Gehirntumoren auf meine Station kamen, innerhalb von ein paar Wochen gestorben. Damals gab es für solche Erkrankungen noch keine wirksame Behandlung. Im Jahr 2003 dagegen konnten bereits über 85 Prozent aller Kinder mit Leukämie geheilt werden, und die Heilungsrate für manche Nieren- und Gehirntumoren lag sogar fast bei 100 Prozent. Für die schwersten Erbkrankheiten gibt es mittlerweile Gentherapien, und für diejenigen, die sich bisher noch nicht heilen lassen, kennt man zumindest die Zielgene.

Im Jahr 2003 arbeiteten die Assistenzärztinnen und -ärzte auf der Kinderstation genauso hart wie immer, brauchten aber jetzt viel mehr Zeit, um Medikamentendosen zu berechnen, Infusionen zuzubereiten und alle möglichen Untersuchungen durchzuführen, um sicherzustellen, dass die Kinder weder durch ihre Erkrankung noch durch die Nebenwirkungen ihrer Behandlung in Gefahr gerieten. Sie gingen sehr liebevoll mit ihren kleinen Patienten um, hatten jetzt aber leider viel weniger Zeit als früher, um mit ihnen zu reden und sie aufzumuntern – denn jede Minute war kostbar.

Inzwischen hatten andere Mitarbeiter die tägliche Betreuung der Kinder übernommen. Lehrer und Kinderpsychologen kümmerten sich um sie und spielten mit ihnen. Immer wenn Untersuchungen oder Behandlungen den Kindern Angst machten oder weh taten, war dieses Betreuungspersonal da, um sie zu trösten und zu beruhigen. Jetzt herrschte ein viel menschlicherer Umgang mit den Kindern als zu meiner Assistenzarztzeit, aber diese liebevolle Zuwendung ging nicht mehr von den Ärzten aus. Sie hatten einfach keine Zeit mehr dafür.

## Was sich zwischen Arzt und Patient verändert hat

In dieser Veränderung spiegelt sich der allgemeine Wandel wider, der in der Medizin stattgefunden hat. Die frühere emotionale Bindung zwischen Arzt und Patient ist heute nicht mehr so stark. Dadurch hat sich die Arzt-

Patienten-Beziehung von Grund auf verändert. Wir sind zu Wissenschaftlern mit hochspezialisiertem Aufgabengebiet geworden, und Sie, unsere Patienten, müssen sich damit abfinden, dass wir jetzt viel weniger Zeit für Sie haben als früher. Unsere Gespräche mit Ihnen müssen kurz und effizient sein und dem Ziel dienen, dass Ihre Krankheit diagnostiziert und behandelt wird. Ob ein Arzt gut mit Patienten umgehen kann oder nicht, ist heute viel weniger wichtig als früher.

Die positive Seite dieser Veränderung (über die ich als Arzt ebenso traurig bin wie Sie als Patient) besteht darin, dass wir Ihnen jetzt in sämtlichen Bereichen der Medizin viel wirksamere Therapien anbieten können, die Ihnen nicht nur helfen, sondern auch Ihre Lebensqualität verbessern.

Wir mussten unsere Methoden ändern, um möglichst schnelle und richtige Therapieentscheidungen für Sie treffen zu können. Deshalb ist es wichtig, dass Sie auf Ihre Gespräche mit uns stets gut vorbereitet sind und die richtigen Informationen parat haben.

Dieses Buch verrät Ihnen, wie Sie uns dabei helfen können, für Sie da zu sein. Ich glaube, dies ist das erste Buch, das medizinischen Laien genau erklärt, wie wir Ärzte unsere Diagnosen stellen und unsere Therapieentscheidungen treffen. Denn wenn Sie das wissen, können Sie viel besser mit uns zusammenarbeiten. Sie werden Ihren Hausarzt bei Ihrem nächsten Besuch mit ganz anderen Augen betrachten, wenn Sie sehen, wie genau er sich an die Methoden hält, die ich hier beschreibe.

Das wird uns schon während unseres Medizinstudiums beigebracht. Da lernen wir, wie man mit Patienten spricht, sie nach ihrer Krankheitsgeschichte fragt, die erforderlichen Untersuchungen durchführt, eine Diagnose stellt und dann eine entsprechende Behandlung einleitet oder den Patienten an einen Facharzt überweist. So ein Arztbesuch läuft nach einem genau festgelegten Schema ab – schnell, präzise und effizient. Ich werde Ihnen in meinem Buch auch erklären, wie ein Patient, der zum ersten Mal zu einem Arzt kommt, ihm bei diesem Prozess behilflich sein – oder ihn behindern kann. Da ein einzelner Arztbesuch im Durchschnitt nicht mehr als etwa zehn Minuten dauern sollte, ist das sehr wichtig.

Vielleicht werden Sie bei der Lektüre dieses Buches feststellen, dass Sie ganz andere Vorstellungen davon haben als Ihr Arzt, wie der erste Termin, den Sie wegen eines bestimmten Problems mit ihm vereinbart haben, ablaufen sollte. Und Sie werden vielleicht auch darüber staunen, dass sich aus einem ersten Arzttermin häufig weitere Beratungsgespräche, Untersuchungen und Behandlungen ergeben und wie sich daraus allmählich eine langfristige Arzt-Patienten-Beziehung entwickelt.

Ich werde auch darauf eingehen, wie die Beziehung zwischen Arzt und Patient sich verändert hat, seit wir nicht mehr rund um die Uhr für unsere Patienten da sind, sondern nur noch von neun Uhr morgens bis sechs oder sieben Uhr abends Sprechstunde haben. Deshalb gehe ich nicht nur auf die Beziehung zu Ihrem Hausarzt, sondern auch zu Vertretungsärzten und Fachärzten ein, mit denen Sie vielleicht hin und wieder zu tun haben werden. All das beschreibe ich aus der Sicht eines ehemaligen Landarztes mit Einzelpraxis – einer Gattung, die nach Meinung von Harold Shipman[1], um mal hier einen der Ärzte zu erwähnen, die man vielleicht besser verschwiege, mittlerweile fast schon im Aussterben begriffen ist.

[1] Der notorische Serienmörder Dr. Harold Shipman wurde im Jahr 2000 zu lebenslänglicher Haft verurteilt, weil er 15 seiner Patienten umgebracht hatte.

# 1 Wie Ihr Arzt die Diagnose stellt

Wenn man Ärzte nach dem interessantesten Tag in ihrem Medizinstudium fragt, bekommt man von vielen die gleiche Antwort: Das war der Tag, an dem zum ersten Mal das Thema »Arzt-Patienten-Beziehung« behandelt wurde. Natürlich wird dieses Themengebiet an jeder medizinischen Fakultät etwas anders eingeführt, aber es ist stets die große Trennlinie zwischen dem wissenschaftlichen Teil unseres Berufs (Anatomie, Physiologie, Biochemie) und unserem eigentlichen Daseinszweck – nämlich den Patienten zu helfen. Dieses einschneidende Erlebnis haben wir noch genauso deutlich in Erinnerung wie den Tag, an dem wir vom Tod von John F. Kennedy oder Prinzessin Diana erfuhren.

Arzt-Patienten-Beziehung

An jenem Tag machten unsere Professoren uns klar, dass man als Mediziner logisch vorgehen muss: Die Diagnose ist ein schrittweises Zusammentragen von Informationen. Wer von diesem Verfahren abweicht, gefährdet das Leben seiner Patienten. Es ist kein Zufall, dass Sir Arthur Conan Doyle Arzt war. Die Methoden, mit denen sein Meisterdetektiv Sherlock Holmes Verbrechen auf die Spur kommt, waren das unmittelbare Resultat von Doyles Ausbildung an der Medizinischen Fakultät der Universität Edinburgh. In Sherlock Holmes' detektivischen Methoden ist kein Spielraum für Intuitionen, unerwiesene Schlussfolgerungen oder emotionales Engagement. Er löst seine

Informationen zusammentragen

Fälle nicht »aus dem Bauch heraus«, sondern seziert sie wie ein Arzt. Für ihn zählt nur die Logik und sonst gar nichts.

Wenn Doyle heute, anderthalb Jahrhunderte nach seiner Klinikausbildung, wieder auf die Welt käme, würde er feststellen, dass das System, mit dem Ärzte Informationen über ihre Patienten sammeln, sich inzwischen kaum verändert hat. Erstaunt wäre er höchstens über das, was hinterher kommt (Diagnostik und Therapie), denn auf diesem Gebiet hat sich in der Zwischenzeit doch einiges getan. Die logischen, rationalen Denkprozesse, mit denen man dorthin gelangt, kämen ihm dagegen sehr bekannt vor. Denn man hat Doyle bei seinem Medizinstudium genau dasselbe beigebracht wie mir, obwohl zwischen seiner und meiner Ausbildung mehr als ein Jahrhundert liegt.

Logische Denkprozesse

## Erhebung der Krankheitsgeschichte (Anamnese)

Erstes Gespräch

Das erste Gespräch, bei dem der Arzt die Krankheitsgeschichte (Anamnese) erhebt, unterteilt sich in mehrere Abschnitte. Zunächst spricht der Arzt mit dem Patienten über seine Symptome oder Beschwerden – also den Grund, warum er in die Sprechstunde gekommen ist. Sobald Sie all diese Fragen beantwortet haben, geht es mit Schritt zwei weiter – der jetzigen Anamnese.

### Beschwerden des Patienten

Schmerzen

Üblicherweise wird der Arzt Sie zunächst fragen, was er über Ihre Schmerzen wissen muss. Nehmen wir an, Sie haben seit einiger Zeit Schmerzen und machen sich so große Sorgen, dass Sie zu ihm gekommen sind.

Fragen

Diese oder vergleichbare Fragen kommen auf Sie zu: Wo genau haben Sie Schmerzen? Wie stark sind sie? Leiden Sie ständig darunter oder nur ab und zu? Welcher Art sind die Schmerzen – sind sie scharf wie Messerstiche oder ist es eher ein dumpfer, drückender Schmerz? Bleiben sie stets gleich oder verändern sie sich? Treten sie nur in bestimmten Situationen auf, zum Beispiel bei Bewegung, beim Essen oder wenn Sie eine bestimmte Haltung einnehmen? Lassen sie sich auf irgendeine Weise lindern?

## Jetzige Anamnese

Entstehung der Schmerzen

Zu diesem Fragenkomplex zählen alle Sachverhalte, die uns Medizinern Aufschluss über die Entstehung der Schmerzen geben. Hier tauchen Fragen auf wie: Haben Sie diese Schmerzen früher schon einmal gehabt? Wann sind sie zum ersten Mal aufgetreten? Gab es damals irgendeine mögliche Ursache oder einen potenziellen Auslöser dafür, der auch bei Ihrem jetzigen Schmerzproblem eine Rolle spielen könnte? Haben Sie damals irgendetwas getan, um die Schmerzen zu lindern? Hat das dieses Mal auch wieder funktioniert? Sitzt der Schmerz jetzt wieder genau an der gleichen Stelle wie damals oder woanders? Hat er damals genauso lange angehalten wie heute? War er schlimmer als jetzt oder genauso schlimm?
Als Nächstes wendet der Arzt sich Ihrer Patientenvorgeschichte zu.

## Patientenvorgeschichte

Stress

Da Sie bei so einem Arzttermin naturgemäß ein bisschen im Stress sind, werden Sie es vielleicht für fehl am Platz halten, dass der Arzt jetzt erst einmal Ihre

Vorgeschichte des Patienten

ganze medizinische Vergangenheit durchleuchtet – schließlich möchten Sie ja, dass er Ihr *jetziges* Problem löst. Falsch gedacht! Oft gibt die Vorgeschichte dem Arzt einen ganz entscheidenden Hinweis darauf, was seinem Patienten fehlt. Deshalb wird er Sie nach früheren Erkrankungen (und zwar seit Ihrer Kindheit) fragen, die vielleicht gar keinen Zusammenhang mit Ihrem jetzigen Gesundheitszustand zu haben scheinen. Was für Kinderkrankheiten haben Sie durchgemacht? Waren Sie schon einmal im Krankenhaus? Wurden bei Ihnen irgendwelche (notfallmäßigen oder geplanten) Operationen durchgeführt? Traten dabei Komplikationen auf? Mussten Sie schon einmal eine Bluttransfusion bekommen?
Sie können Ihrem Arzt eine Menge Zeit ersparen, wenn Sie zu Ihrem ersten Termin bei ihm eine kurze schriftliche Zusammenfassung Ihrer Patientenvorgeschichte mitbringen.

## Gynäkologisch-obstetrische Anamnese

Als Frau beim Arzt

Wenn Sie eine Frau sind, wird der Arzt auch Ihre gynäkologisch-obstetrische[2] Anamnese erfragen: Er wird wissen wollen, wann Sie Ihre erste Periode hatten, wie regelmäßig Ihre Menstruation ist oder war, ob Sie dabei Schmerzen haben bzw. hatten und wann sie aufgehört hat. Und er wird Sie auch nach der Anzahl Ihrer Schwangerschaften und etwaigen Fehlgeburten fragen und sich erkundigen, ob es normale oder schwere Geburten waren. All diese Informationen können wichtig sein, daher sollten Sie in der Lage sein, solche Fragen knapp und präzise zu beantworten.

[2] Die Obstetrik (Lehre von der Geburtshilfe) betreffend

## Familienanamnese

Informationen über die Familie

Zur Patientengeschichte gehört auch unabdingbar die Familienanamnese. Leben Ihre Eltern noch? Wie ist es um ihren Gesundheitszustand bestellt? Falls sie schon tot sein sollten: In welchem Alter sind sie gestorben und woran? Litten sie an chronischen Erkrankungen? Gab es andere enge Verwandte (Onkel, Tanten, Geschwister) mit schweren Krankheiten? Falls es frühzeitige Todesfälle in Ihrer Familie gegeben hat – was waren die Ursachen? Dabei handelt es sich keinesfalls um krankhafte Neugier des Arztes. Solche Detailinformationen aus der Familie können der Schlüssel zu vielen Gesundheitsproblemen eines Patienten sein. Wenn ein Arzt solche Probleme frühzeitig erkennt und richtig behandelt, kann er damit unter Umständen Menschenleben retten – vielleicht sogar Ihres!

Menschenleben retten

## Sozialanamnese

Hierzu zählen Ihr familiärer Hintergrund, Ihr Beruf, Ihre sozialen Gewohnheiten (zum Beispiel, wie viel Sie trinken und rauchen, was Sie essen, ob Sie Sport treiben oder sich anderweitig körperlich betätigen) – all das fällt in die Kategorie »Sozialanamnese«. Heutzutage kann auch die Wahl Ihres Urlaubsorts eine wichtige Rolle spielen – viele Leute bringen aus tropischen oder subtropischen Gefilden Krankheiten mit nach Hause. In manchen dieser Urlaubsgebiete lauern Gefahren, auf die man Sie im Reisebüro nicht unbedingt immer hinweist.

Gesprächsdauer

Vielleicht denken Sie, dass die für Ihr Gespräch vorgesehene Zeit nach dieser ausführlichen Anamneseerhebung schon längst vorüber ist. Doch wenn Ihr Arzt dabei systematisch vorgeht (und darin haben wir Ärzte große Übung), braucht er nicht einmal fünf Minuten dazu – natürlich nur, wenn Sie Ihre Antworten parat haben und die Fragen kurz und präzise beantworten, ohne dabei vom Hundertsten ins Tausendste zu kommen. Dann hat Ihr Arzt hinterher umso mehr Zeit für die erforderlichen Untersuchungen übrig.

Präzise antworten

## Die Untersuchung

Eine komplette Untersuchung dauert natürlich viel länger als die fürs erste Arztgespräch eingeplante Zeit, doch die genaue Anamneseerhebung ermöglicht es dem Arzt, sich bei Ihrer ersten Untersuchung auf diejenigen Bereiche zu beschränken, die er im Rahmen der Erstdiagnose für am wichtigsten hält.

Ärzte unterteilen den menschlichen Körper (ebenso wie die Anamnese) in bestimmte klar definierte Abschnitte, und zwar aus dem gleichen Grund: Wenn man einen Patienten systematisch untersucht, übersieht man nichts Wichtiges. Auf diese Weise wird der ganze Körper untersucht, sodass man am Ende einen guten Überblick über die verschiedenen Körperfunktionen hat und weiß, wo eventuell Probleme liegen könnten.

Systematische Untersuchung

An dieser Stelle möchte ich ein für allemal den beliebten Begriff »ganzheitliche Medizin« aus der Welt schaffen. Schulmedizinische Ärzte wie ich werden häufig dafür kritisiert, dass sie angeblich keinen »ganzheitlichen« Ansatz haben. Dadurch, dass wir uns bei der Anamnese und Untersuchung unserer Patienten auf einzelne Aspekte, Organe oder Systeme konzentrieren, würden wir den Menschen als Ganzes aus dem Auge verlieren, heißt es. Dabei stimmt das überhaupt nicht. Mit unserem systematischen Vorgehen stellen wir sicher, dass auch wirklich nichts übersehen wird und dass wir am Ende ein umfassendes Gesamtbild sämtlicher Körperfunktionen vor Augen haben

Umfassendes Gesamtbild

und erkennen können, wo möglicherweise Probleme oder Krankheitsursachen liegen könnten. Und genau das bedeutet »ganzheitlich« doch – dass man den ganzen Menschen betrachtet. Mit unserer präzisen, systematischen Vorgehensweise tun wir genau das.

Körpersysteme

Auf folgende Organ- und Körpersysteme konzentriert sich der Arzt im Rahmen seiner Untersuchung: obere Atemwege, untere Atemwege, Herz-Kreislauf-System, Abdomen (Bauchraum), Zentralnervensystem (ZNS), peripheres Nervensystem (PNS), Muskel-Skelett-System und Urogenitaltrakt. Auf diese Bereiche will ich nun der Reihe nach eingehen.

## Obere Atemwege

HNO-Instrumente

Bakterium – Virus

»Obere Atemwege« ist der Oberbegriff für Hals, Nase und Ohren (HNO) – Ihre erste Verteidigungslinie gegen viele Infektionen ist dementsprechend häufig von Problemen betroffen. Deshalb haben wir immer HNO-Instrumente griffbereit auf unserem Schreibtisch liegen. Ein rascher Blick in Rachen und Ohren, ein Abtasten des Halses nach geschwollenen oder schmerzempfindlichen Lymphknoten und ein kurzes Abklopfen der Wangenknochen und des Bereichs oberhalb der Augen kann uns schon eine Menge verraten – vor allem bei Kindern, oft aber auch bei Erwachsenen. Heute macht der Arzt, wenn er sich über die Ursache von Halsschmerzen oder -entzündungen im Zweifel ist, einen Rachenabstrich, den er dann zur Anlage einer Kultur ins Labor schickt. Denn normalerweise geben wir bei einer Racheninfektion nicht gleich ein Antibiotikum, sondern versuchen erst einmal nachzuweisen, dass die Infektion überhaupt durch ein Bakterium verursacht wurde und nicht durch ein Virus. Viren sprechen ja auf eine Antibiotikatherapie nicht an, und da heutzutage immer mehr

Bakterien gegen Antibiotika resistent werden, verschreiben wir solche Medikamente nur ungern, ohne genau zu wissen, ob sie überhaupt wirken werden.

Wichtige Lektion

Das ist vielleicht die erste wichtige Lektion für eine gute Arzt-Patienten-Beziehung: Erwarten Sie bei einer Infektionserkrankung nicht gleich beim ersten Arztbesuch ein Antibiotikarezept. Vielleicht ist Ihr Arzt der Ansicht, dass Sie keines brauchen, und wir werden besser miteinander auskommen, wenn Sie auf unser Urteil vertrauen.

## Untere Atemwege

Bronchitis und Lungenentzündung

Das untere Atemwegssystem beginnt unterhalb des Kehlkopfs. Dazu gehören die Bronchien (also die Luftröhrenäste, die zu den Lungen führen) und die Lungen selbst. Bei Infektionen der unteren Atemwege unterscheidet man zwischen Bronchitis, einer Entzündung der Bronchien, und Lungenentzündung, einer Infektion der feinen Lungenbläschen am Ende der Bronchien, durch deren Wände wir Sauerstoff aus der Atemluft aufnehmen und Kohlendioxid an die Ausatemluft abgeben. Wir können uns schon einen ziemlich guten Eindruck von Ihren unteren Atemwegen verschaffen, indem wir einfach nur beobachten, wie Sie atmen, Ihren Brustkorb abklopfen und Sie dann mit dem Stethoskop abhören. Das machen wir während unseres Medizinstudiums tagtäglich und haben daher genauso viel Routine darin wie im Atmen.

Lungengeräusche

Auf diese Weise wird man im Lauf der Zeit so mit den normalen Lungengeräuschen vertraut, dass man es sofort merkt, wenn irgendetwas nicht stimmt. Dann sind die Lungengeräusche unter Umständen dumpfer als sonst, und es kommen »feuchte« oder »trockene« Geräusche hinzu. Vielleicht hört der Arzt auch ein pfeifendes oder rasselndes Geräusch. An diesen Geräuschen und dem Zeitpunkt ihres Auftretens (beim Ein- oder Ausatmen?) können wir ziemlich genau ablesen, wo das Problem liegt. Wir können anhand dieser Geräusche zum Beispiel problemlos zwischen Asthma, Herzinsuffizienz, Konsolidierung (einem typischen Merkmal bei Lungenentzündung), Pneumothorax und Kavernen (typischen Merkmalen bei Tuberkulose und Lungenkrebs) unterscheiden.

Damit der Arzt Ihren Brustkorb gründlich untersuchen kann, müssen Sie Ihren Oberkörper freimachen. Es genügt nicht, einfach nur die obersten Knöpfe Ihres Hemdes oder Ihrer Bluse zu öffnen, denn das Abhören dieses »V-Ausschnitts« verrät uns nichts – im Höchstfall können wir daran Ihre Herzfrequenz ablesen. Wenn Sie also Beschwerden im Brustbereich haben, seien Sie auf eine gründliche Untersuchung Ihres Brustkorbs vorbereitet. Enge Pullover oder Kleidungsstücke in mehreren Schichten sind für eine solche Untersuchung nicht sehr praktisch und kosten uns nur Zeit – also wählen Sie eine Oberbekleidung, die Sie rasch und mühelos aus- und wieder anziehen können.

Untersuchung des Brustkorbs

## Herz-Kreislauf-System

Das Herz-Kreislauf-System oder kardiovaskuläre System umfasst Herz und Kreislauf, also auch Ihre Venen und Arterien. Als Erstes fühlt der Arzt bei der Untersuchung dieses Systems Ihren Puls am Handgelenk zwischen dem Knochen oberhalb des Daumens und der daneben gelegenen Sehne. Vielleicht fühlt er den Puls, während er mit Ihnen redet, um Zeit zu sparen. Normalerweise tun wir das 30 Sekunden lang und verdoppeln die Anzahl der Pulsschläge dann in Gedanken, um auf die Zahl der Schläge pro Minute zu kommen, aber wenn uns beim Pulsfühlen etwas Ungewöhnliches auffällt (zum Beispiel ein unregelmäßiger

Puls am Handgelenk

Puls oder ein Puls, der für einen Patienten, der ausgeruht und bequem neben uns sitzt, zu schnell oder zu langsam ist), nehmen wir uns mehr Zeit dafür.

Zur Ruhe kommen

Der Sinn der Anamneseerhebung besteht nämlich auch darin, dass Sie erst einmal zur Ruhe kommen sollen, ehe wir beginnen, Sie zu untersuchen. Wenn Ihr Herz fünf Minuten nach dem Hinsetzen immer noch rasend schnell schlägt, ist das ein Zeichen dafür, dass irgendetwas nicht stimmt.

## Blutdruck

Blutdruck messen

Auch mit dem Blutdruckmessen wartet der Arzt ein paar Minuten, damit Ihre anfängliche Nervosität sich legt und der Blutdruck wieder auf seinen Normalwert absinkt. Dabei liegt Ihr Unterarm locker auf dem Tisch, ohne angespannt oder übermäßig gestreckt zu sein. Ärzte verwenden verschiedene Geräte zum Blutdruckmessen, stets jedoch muss Ihnen dazu eine Manschette am Oberarm angelegt werden. Daher ist es empfehlenswert, ein Kleidungsstück mit Ärmeln zu wählen, die sich leicht ein ganzes Stück weit über den Ellbogen hochkrempeln lassen, ohne dass Ihr Oberarm dadurch eingeengt wird. Tragen Sie am besten etwas, was sich leicht ausziehen lässt. Alles andere kostet nicht nur wertvolle Zeit, sondern macht Sie auch nervös, wodurch Ihr Blutdruck leicht ansteigen könnte, sodass der Arzt dann nicht mehr Ihren exakten »Ruheblutdruck« misst.

Wenn Ihr Arzt noch weitere Herz-Kreislauf-Probleme (beispielsweise Durchblutungsstörungen der Beine) bei Ihnen vermutet, wird er vielleicht auch den Puls in den Leisten, an der Hinterseite der Knie, an Fußknöcheln und Fußoberseiten messen.

## Herzuntersuchung

Herzproblem

Vielleicht kommen Sie bereits mit einem offenkundigen Herzproblem in die Arztpraxis, zum Beispiel mit

Atemnot oder blauen oder grauen Lippen oder Fingern (»Zyanose«). Oder Sie leiden an einer Halsvenenstauung, was darauf hindeutet, dass das Blut aus den Venen in Kopf und Hals schlecht zum Herzen zurückfließen kann. Aber solche Probleme sind selten und bei einer Herzinsuffizienz in so fortgeschrittenem Stadium kennt Ihr Arzt Sie inzwischen wahrscheinlich sowieso schon. Daher sucht der Arzt bei der Untersuchung des Herzens normalerweise nach subtileren Krankheitszeichen – Warnsignalen, die eine bevorstehende Herzerkrankung ankündigen.

Warnsignale

Auch für eine Herzuntersuchung sollte der Oberkörper freigemacht werden. Also seien Sie auf eine Untersuchung mit entblößtem Brustkorb vorbereitet, notfalls im Beisein einer »Anstandsdame« in Form einer Arzthelferin. In jeder Praxis sollte eine Mitarbeiterin zur Verfügung stehen, die bei intimeren Untersuchungen auf Wunsch dabei sein kann.

Wir untersuchen beim Patienten zunächst die Bewegungen des Brustkorbs im Stehen und achten dabei auf Unterschiede in der Form der Brustkorbwand, die auf ein vergrößertes Herz hindeuten könnten. Der »Herzspitzenstoß« ist ein Punkt in der Mitte der linken Brustkorbhälfte, wo der Schlag der größten Herzkammer (des linken Ventrikels) als leichtes Pulsieren unter der Haut der vorderen Brustwand zu erkennen ist. Wenn dieser Punkt zu weit links sitzt, ist das ebenfalls ein Zeichen für eine Herzvergrößerung.

Vergrößertes Herz

In einem weiteren Schritt hören wir mindestens vier Herzbereiche ab, um die verschiedenen Geräusche des Herzschlags oberhalb der Herzklappen festzustellen. Normalerweise sind die zwei Hauptgeräusche klar zu hören und deutlich voneinander unterscheidbar. Abnormale Herzgeräusche zwischen den einzelnen Schlägen können auf verengte oder undichte Herzklappen oder Löcher in der Herzkammerwand hindeuten: Es gibt aber auch ganz normale zusätzliche Herzgeräu-

Verschiedene Herzgeräusche

sche, die nichts zu bedeuten haben und nur durch den normalen Blutfluss durch das Herz zu Stande kommen.

Wir Ärzte hören während unserer Ausbildung und in unserer täglichen Praxis so viele Herzen ab, dass uns das Geräusch des normalen Herzschlags sehr vertraut ist und abnormale Herzgeräusche uns sofort auffallen.

Herzrhythmus

Wir lernen auch, Herzrhythmusstörungen zu erkennen. Normalerweise schlägt das Herz regelmäßig, wenn auch nicht so regelmäßig wie eine Uhr: Beim Ein- und Ausatmen kommt es zu leichten Veränderungen des Herzrhythmus, die jedoch nichts Unnormales sind. Wir Ärzte konzentrieren uns auf andere Unregelmäßigkeiten, zum Beispiel Abfolgen schnellerer Herzschläge oder sehr unregelmäßige Schläge, die unabhängig vom Atemrhythmus auftreten. Außerdem achten wir auf Herzschlagaussetzer und Bigeminie[3], die bei Einnahme bestimmter Medikamente (beispielsweise Digitalis) auftritt und ein Zeichen dafür ist, dass die Dosis verändert werden sollte.

Falls Sie unter Herzschlagunregelmäßigkeiten leiden, wird Ihr Arzt beim Pulsfühlen vielleicht gleichzeitig Ihre Herztöne abhören, um festzustellen, ob Herzfrequenz und Puls miteinander identisch sind. Wenn Ihre

Herzfrequenz

Herzfrequenz schneller ist als der Puls, kann das bedeuten, dass manche Herzschläge nicht stark genug sind, um eine Druckwelle am Handgelenk zu erzeugen – ein Phänomen, dem der Arzt nachgehen muss.

## Abdomen (Bauchraum)

Bauchraum untersuchen

In der Reihenfolge der Untersuchungen wird der Arzt nun Ihren Bauchraum untersuchen. Dazu müssen Sie sich auf einer harten Untersuchungsliege flach auf den

[3] Doppelschlägigkeit des Pulses

Rücken legen, der Kopf ruht auf einem Kissen, die Nackenmuskeln sind entspannt, Arme und Beine ausgestreckt. In dieser Position ist Ihre Bauchmuskulatur locker und entspannt, sodass der Arzt etwaige Abnormitäten durch die Muskeln hindurch ertasten kann. Zunächst wird er Ihren Bauch anschauen, um festzustellen, ob irgendwo Schwellungen zu erkennen sind und ob Ihre beiden Bauchhälften ungefähr symmetrisch aussehen.

Bauchmuskulatur entspannen

Dann folgt die manuelle Untersuchung, die mit Hand- und Fingerflächen (niemals mit den Fingerspitzen) durchgeführt wird. Wir Ärzte teilen den Bauchraum in Quadranten ein (oberer rechter, oberer linker, unterer rechter und unterer linker Quadrant), die wir der Reihe nach untersuchen, wobei jeder Arzt nach einer etwas anderen Reihenfolge vorgeht. Ich fange normalerweise mit dem unteren linken Quadranten an und versuche zunächst Abnormitäten im untersten Bereich des Dickdarms zu ertasten, dann untersuche ich den Bauchraum meines Patienten im Gegenuhrzeigersinn weiter und taste den Bereich links unter den Rippen auf etwaige Milzprobleme ab. Anschließend konzentriere ich mich auf die Mitte des Oberbauchs, wo sich Magen-, Zwölffingerdarm- und Bauchspeicheldrüsenprobleme manifestieren können, und untersuche dann den rechten Oberbauch auf Anzeichen einer Leber- oder Gallenblasenerkrankung. Als Nächstes taste ich den rechten Unterbauch (aufsteigender Dickdarm und Blinddarm) ab und prüfe schließlich, ob die Harnblase in der Mitte des Unterbauchs (knapp oberhalb des Beckens) schmerzempfindlich oder überdehnt ist.

Manuelle Untersuchung

Quadranten

Dabei gilt das Gleiche wie bei der Untersuchung von Herz und Lungen: Wir wissen aus Erfahrung, wie ein normaler Bauchraum sich anfühlt, und merken es daher sofort, wenn irgendetwas nicht stimmt – das äußert sich entweder in Form eines Widerstands oder vielleicht sogar einer Schwellung oder Geschwulst. So

Normaler Bauchraum

können wir beispielsweise den unteren Teil einer vergrößerten Leber unterhalb der rechten Rippen spüren oder feststellen, wie sich die Bauchmuskulatur verkrampft, wenn wir einen schmerzempfindlichen Punkt (zum Beispiel über der Gallenblase) abtasten.

Schmerzempfindlicher Punkt

Zum Schluss fahren wir mit der Hand erst unter die rechte, dann unter die linke Seite des Rückens, um festzustellen, ob die Nieren (die unterhalb der großen Rückenmuskeln zwischen den untersten Rippen und der Wirbelsäule liegen) empfindlich auf Druck reagieren.

Dabei sollten Ihre Bauch- und Rückenmuskeln entspannt bleiben, denn wenn Sie sie anspannen, ist es für uns viel schwieriger, die darunter liegenden Organe zu ertasten – und darum geht es schließlich bei dieser Untersuchung.

Darmprobleme

Falls Sie Darmprobleme haben, wird der Arzt jetzt vielleicht auch noch eine rektale Untersuchung bei Ihnen durchführen. Das klingt zwar unangenehm, ist es aber normalerweise nicht. Vielleicht ist Ihnen so eine Untersuchung auch ein bisschen peinlich, aber Sie können sicher sein, dass Ihr Arzt nicht das geringste Problem damit hat – ebenso wenig wie mit allen anderen Untersuchungen. Eine Verhaltensregel sollten Sie allerdings beherzigen: Wenn Sie Darmbeschwerden haben, wird der Arzt Sie ganz sicher rektal untersuchen, und dann ist es ihm eine große Hilfe, wenn Sie Ihren Darm vor dem Untersuchungstermin entleeren.

Verdacht auf Leistenbruch

Bei Verdacht auf einen Leistenbruch wird der Arzt Sie vielleicht bitten aufzustehen und zu husten, wobei er Ihre Leistengegend zunächst beobachtet und anschließend seine Hand darauf legt. Leistenbrüche lassen sich im Stehen viel leichter diagnostizieren als im Liegen.

## Zentralnervensystem (ZNS)

Bei einer vollständigen Untersuchung des Patienten wird eine nicht fehlen, die des Zentralnervensystems (ZNS), also des Gehirns und des Rückenmarks. Eine Untersuchung des gesamten ZNS dauert viel länger als die übrigen Routineuntersuchungen, die ein Allgemeinarzt im Rahmen eines einzelnen Termins durchführen kann. Daher nehmen wir uns entweder besonders viel Zeit für diese Untersuchung oder konzentrieren uns dabei – je nach Ihrer Krankheitsgeschichte und Ihren Beschwerden – nur auf bestimmte Bereiche.

Gehirn und Rückenmark

Das Zentralnervensystem besteht aus dem Gehirn und den Nerven, die entweder direkt zum Gehirn hin- und davon wegführen (den so genannten Hirnnerven) oder durch das Rückenmark führen. Wenn wir den Verdacht haben, dass in einem bestimmten Bereich des ZNS ein Problem besteht, führen wir zunächst einmal nur diejenigen Untersuchungen durch, bei denen man solche Probleme erkennen kann. Auf der Suche nach einem Gehirnproblem untersuchen wir unter anderem die Netzhaut der Augen: Das ist die innerste Schicht des Augapfels, die uns das Sehen ermöglicht. Wir beginnen unsere Untersuchung also mit dem Ophthalmoskop (Augenspiegel) und wenden uns dann der Reihe nach den Hirnnerven zu. Diese Nerven sind unter anderem für die Bewegungen Ihrer Gesichtsmuskeln zuständig, also fordern wir Sie beispielsweise auf, Grimassen zu ziehen, die Augen zu bewegen und zu schließen, die Zähne zu zeigen, die Zunge herauszustrecken und die Achseln zu zucken. Daran können wir ablesen, wie gut diese Nerven funktionieren.

Gehirnproblem

Hirnnerven

An einfachen Untersuchungen Ihrer Augenbewegungen und daran, wie gut Sie mit geschlossenen Augen stillstehen können, erkennen wir außerdem mögliche Störungen des Gleichgewichtsorgans im Innenohr. Durch Abklopfen verschiedener Sehnen an Ellbogen,

Augenbewegungen

Handgelenken, Knien und Fußknöcheln und indem wir über Ihre Fußsohlen streichen, untersuchen wir die Funktion Ihrer Rückenmarksnerven. Außerdem überprüfen wir Ihren Tastsinn, indem wir verschiedene Hautbereiche berühren oder leicht mit einer Nadel hineinpieksen. Es gibt sogar eine Untersuchung des »Positionssinns«: Zu diesem Zweck bitten wir Sie, uns bei geschlossenen Augen zu sagen, in welcher Position Ihre Zehen sich befinden.

Positionssinn

Am Ende der Untersuchung wird der Arzt vielleicht auch noch bestimmte Koordinationstests mit Ihnen durchführen. Zum Beispiel diesen, bei dem er Sie auffordert, seinen Finger mit Ihrem Finger zu berühren und Ihren Finger anschließend so schnell wie möglich zwischen seinem (sich bewegenden) Finger und Ihrer Nasenspitze hin und her zu bewegen. Solche Tests helfen bei der Diagnostik von Gleichgewichts- und Koordinationsproblemen.

Koordinationstest

Es würde den Rahmen dieses Buches sprengen, hier alle ZNS-Untersuchungen aufzuzählen, die es gibt. Die oben beschriebenen Tests lassen sich leicht innerhalb von ein paar Minuten absolvieren. Falls wir dabei feststellen, dass irgendetwas nicht stimmt, sind weitere Untersuchungen möglich. Ich möchte Ihnen mit dieser Beschreibung nur einen ungefähren Eindruck davon vermitteln, was wir alles tun können, um zu einer Diagnose zu gelangen. Außerdem wissen Sie dann in etwa, was Sie erwartet, wenn Sie beispielsweise wegen Gleichgewichtsstörungen, einem tauben Gefühl in den Gliedmaßen oder Muskelschwäche Ihren Arzt aufsuchen. Beispielsweise müssen Sie dann Schuhe und Strümpfe ausziehen, denn in solchen Fällen ist eine Untersuchung Ihrer Fußreflexe wichtig – und die lässt sich mit Socken an den Füßen nicht durchführen. Ich bin sicher, dass Sie als gesundheits- und hygienebewusster Leser dieses Buches stets saubere Füße haben. Leider ist das nicht bei allen Menschen der Fall, was

Fußreflexe

nicht nur peinlich für den Patienten ist, sondern auch sehr unangenehm für den Arzt.

## Peripheres Nervensystem (PNS)

Wenn Ihr Arzt Ihr ZNS untersucht, wird er unweigerlich auch Ihr PNS (peripheres Nervensystem) einer genauen Prüfung unterziehen. So gibt es, wenn Sie unter Taubheitsgefühl oder Muskelschwund leiden, beispielsweise feine Unterschiede in den Untersuchungsergebnissen, je nachdem, ob die Ursache des Problems in den Nerven innerhalb oder außerhalb des Wirbelsäulenbereichs liegt. Ihr Arzt wird diese Unterschiede kennen und entsprechende Untersuchungen mit Ihnen durchführen.

Ursache des Problems

## Muskel-Skelett-System

Dieses System besteht aus Muskeln und Gelenken. Wenn der Arzt Sie auf Arthritis und andere Gelenk- oder Muskelerkrankungen untersucht, wird er beispielsweise feststellen wollen, wie steif oder beweglich Sie sind, welche Bewegungen Sie mit Ihren Gelenken aktiv ausführen können und was für passive Bewegungen möglich sind (das heißt, wie weit der Arzt Ihre Gelenke dehnen oder beugen kann). Ärzte werden häufig dafür kritisiert, dass sie angeblich zu wenig über Rücken- und Muskelbeschwerden wissen. Es wird gerne behauptet, dass Osteopathen oder Chiropraktiker solche Probleme besser behandeln könnten als ein Allgemeinarzt. Doch unsere Ausbildung im Rahmen des Medizinstudiums und die regelmäßigen Fortbildungen, zu denen wir im Rahmen unseres Berufslebens verpflichtet sind, strafen solche Behauptungen Lügen. In meiner Praxis wird jeder Patient mit or-

Gelenk- oder Muskelerkrankungen

thopädischen Beschwerden genau untersucht und ihm wird auch genau erklärt, mit welchen Verfahren der Arzt Muskel- und Gelenkprobleme diagnostiziert. Heutzutage haben die meisten Hausärzte Adressen guter Physiotherapeuten parat und interessieren sich sehr für Rückenprobleme, weil es sich dabei schließlich um eine Volkskrankheit handelt. Hinsichtlich ihrer Behandlungserfolge brauchen sie den Vergleich mit anderen Ärzten, die solche Beschwerden behandeln, gewiss nicht zu scheuen.

Volkskrankheit

Also haben Sie Geduld mit Ihrem Arzt, wenn er Ihre Gelenke dehnt und dreht, um Ihren Bewegungsradius und die Kraft und Leistungsfähigkeit Ihrer Muskeln zu testen! Wir wissen, was wir tun – trotz der häufig sehr negativen Berichte über uns in der Regenbogenpresse.

## Urogenitaltrakt

Damit ist eigentlich eine Untersuchung der Geschlechtsorgane gemeint, die spätestens dann erforderlich ist, wenn Sie unter bestimmten Beschwerden leiden. Natürlich ist so eine Untersuchung für Sie als Patient zwangsläufig ein bisschen peinlich, aber Sie können sicher sein, dass sie für Ihren Arzt nichts Außergewöhnliches ist und dass er sie so durchführen wird, dass damit keine Unannehmlichkeiten oder Peinlichkeiten für Sie verbunden sind. Wenn Sie also Probleme im Genitalbereich haben sollten, scheuen Sie sich nicht, mit Ihrem Arzt darüber zu sprechen.

Probleme im Genitalbereich

Vielleicht möchten Sie sich damit lieber an einen Arzt oder eine Ärztin wenden, der/die das gleiche Geschlecht hat wie Sie, doch eigentlich spielt das keine große Rolle. Ich kenne auch Frauen, die sich lieber von männlichen Ärzten untersuchen lassen, und Männer, die kein Problem damit haben, solche Probleme mit einer Ärztin zu besprechen. Das ist einzig und allein Ihre Entscheidung, in den meisten Ärztehäusern und -zentren haben Sie die Auswahl zwischen Ärzten beiderlei Geschlechts. Ärzte und Ärztinnen werden gleichermaßen darin ausgebildet, Männer und Frauen zu untersuchen, beides ist für sie Routine – also versuchen Sie bitte, eine solche Untersuchung ebenfalls als etwas Selbstverständliches zu betrachten.

Arzt oder Ärztin

Beim Mann inspiziert der Arzt – falls er nicht wie meist gleich zum Urologen überweist – den Hodensack und tastet ihn ab, um etwaige Schwellungen oder schmerzempfindliche Bereiche in Hoden und Nebenhoden festzustellen. Außerdem führt er eine rektale Untersuchung durch, um die Größe der Prostata zu beurteilen und festzustellen, ob sie sich weich oder hart, glatt oder knotig anfühlt. Darauf sollten Sie vorbereitet sein, wenn Sie meinen, dass bei Ihnen eine Untersuchung der Geschlechtsorgane erforderlich sein könnte.

Urologe

Auch bei Frauen gilt die Überweisung zum Facharzt als Regelfall. Wenn es jedoch zwingend geboten ist, wird der Arzt die Scheide und den Gebärmutterhals vorab untersuchen. Normalerweise verwendet er dazu ein Einweg-Spekulum aus Plastik. Dann folgt eine manuelle Untersuchung mit zwei Fingern, dabei tastet der Arzt nach harten Stellen am Gebärmutterhals und Schwellungen oder schmerzempfindlichen Stellen im Bereich der Gebärmutter, der Eileiter und manchmal auch der Eierstöcke. Auf eine solche Untersuchung sollten Sie vorbereitet sein. Ihr Arzt wird sicherlich alles tun, um dieser Situation jede Peinlichkeit zu nehmen, und auch auf Wunsch dafür sorgen, dass dabei noch eine dritte Person anwesend ist. Ich kann nur noch einmal wiederholen, dass die meisten Hausärzte, die gynäkologische Vorabuntersuchungen praktizieren, es bei einer Untersuchung sofort spüren, wenn etwas nicht in Ordnung ist, weil sie genau wissen, wie

Überweisung zum Facharzt

das »Normale« sich anfühlt. Für eine Frau ist eine gynäkologische Untersuchung häufig sehr unangenehm. Gerade deshalb ist es wichtig, sich dabei nicht zu verkrampfen. Ich bin sicher, dass ein Vertrauensverhältnis zu Ihrem Arzt Ihnen diese Untersuchung erleichtern wird.

Gynäkologische Untersuchung

## Die Differenzialdiagnose

Nachdem der Arzt Ihre Anamnese erhoben und Sie untersucht hat, hat er in Gedanken wahrscheinlich bereits eine »Differenzialdiagnose« (DD) gestellt: Das heißt, er hat die verschiedenen Erkrankungen, die Ihren Beschwerden zugrunde liegen könnten, auf eine relativ kleine Anzahl eingegrenzt. Manchmal kommt von vornherein nur eine einzige Diagnose in Frage, dann kann der Arzt sofort mit der Behandlung beginnen. Das können zum Beispiel eine Mandelentzündung, ein eingewachsener Zehennagel, ein Leistenbruch, Hämorrhoiden oder Krampfadern sein. Es gibt aber auch weniger eindeutige Symptome, bei denen mehrere verschiedene Ursachen denkbar sind, dann sind weitere Untersuchungen notwendig, um an die Wurzel des Problems zu gelangen. Bei unerwünschtem Gewichtsverlust, Appetitmangel, Bauch- oder Brustschmerzen, Kopfschmerzen oder Schwindelgefühl zum Beispiel lässt sich die Ursache nicht immer allein aufgrund der Anamnese und der allgemeinen körperlichen Untersuchung feststellen. Bei solchen unspezifischen Symptomen oder Beschwerden sind oft noch weitere Untersuchungen notwendig – daher die Differenzialdiagnose.

Eine einzige Diagnose

Sobald wir sie erstellt und die verschiedenen möglichen Diagnosen je nach ihrer Wahrscheinlichkeit in absteigender Reihenfolge angeordnet haben, überlegen wir uns, was wir tun sollen, um zur richtigen

Verschiedene mögliche Diagnosen

Diagnose zu kommen. Vielleicht müssen wir verschiedene Untersuchungen durchführen (lassen), um einen bestimmten Verdacht zu bestätigen oder auszuschließen – zum Beispiel Blut- und Urinuntersuchungen, Organfunktionstests (etwa einen Lungenfunktionstest) oder Röntgen-, Ultraschall- und andere Untersuchungen, die in einer Spezialpraxis oder -abteilung durchgeführt werden. Im nächsten Kapitel werde ich Ihnen ein paar praktische Beispiele dazu geben.

Verdacht bestätigen

# 2 Ein paar Beispiele aus der täglichen Praxis

Beispiel Brustschmerzen

Nun wissen Sie also, wie ein Arzt bei seinem ersten Termin mit Ihnen vorgeht – zumindest theoretisch. Aber wie sieht das Ganze in der Praxis aus? Nehmen wir uns zunächst einmal das Beispiel »Brustschmerzen« vor, da es den meisten Menschen Angst einjagt (auch wir Ärzte sind in dieser Hinsicht keine Ausnahme!). Nehmen wir einmal an, Sie sind 40 Jahre alt, ein bisschen übergewichtig, arbeiten sehr viel, um die Hypothek Ihres Hauses oder Ihrer Eigentumswohnung abzuzahlen, haben nicht viel Zeit, um sich zu erholen oder gar Sport zu treiben, und wahrscheinlich essen Sie auch zu viel. Und nun spüren Sie schon seit einiger Zeit diese komischen Schmerzen in der Brustgegend, die Sie vorher noch nie hatten. Sie glauben zwar nicht unbedingt, dass Sie krank sind, machen sich aber trotzdem Sorgen deswegen. Also lassen Sie sich einen Termin bei mir geben.

## Wenn die Brust schmerzt

Anamnese

Ich als Arzt erhebe zunächst einmal Ihre Anamnese wie in Kapitel 1 beschrieben. Sie müssen manchmal längere Zeit nachdenken, um meine Fragen zu beantworten. Die Schmerzen setzen normalerweise nach einer schweren oder reichlichen Mahlzeit ein (Sie essen nun einmal gern), sitzen genau in der Brustmitte und werden schlimmer, wenn Sie sich nach vorn beugen. Wenn Sie ein Antazidum (Mittel gegen Übersäuerung) einnehmen, bessern sie sich. Durch Hinlegen und Ausruhen werden sie leider nicht besser. Milchtrinken hilft manchmal, aber nicht immer. Es ist kein dumpfer, sondern eher ein brennender Schmerz, der sich manchmal bis in den oberen Bauchraum hinein erstreckt. Gelegentlich ist er auch von Rückenschmerzen begleitet, das kommt aber nicht sehr oft vor. Diese Beschwerden haben vor ein paar Monaten begonnen, als Sie anfingen zuzunehmen. Damals sind in Ihrem Berufsleben ein paar Veränderungen eingetreten: Sie müssen jetzt mehr Büroarbeit erledigen und mehr Stunden am Schreibtisch verbringen als vorher. Früher konnten Sie bei Ihrer Arbeit viel mehr herumlaufen. Jetzt im Augenblick spüren Sie leider keine Schmerzen, was Ihnen sehr peinlich ist – der berühmte »Vorführeffekt«!

Vorführeffekt

Diese Beschwerden hatten Sie früher niemals (mittlerweile sind wir schon bei der jetzigen Anamnese), aber schließlich waren Sie auch noch nie so übergewichtig. Bis jetzt ist es Ihnen eigentlich immer gut gegangen, und Sie hatten – abgesehen von den üblichen Kinderkrankheiten – noch keine ernsteren Erkrankungen (womit wir bei der Krankheitsvorgeschichte wären). Ihr Vater starb mit 50 Jahren an einem Herzinfarkt, Ihre Mutter ist mit 71 Jahren immer noch am Leben und gesund (Familienanamnese).

Keine ernsten Erkrankungen

Ja, Sie rauchen, aber nicht mehr als 20 Zigaretten am Tag, oft sind es auch nur zehn. Sie trinken täglich zwei bis drei Gläser Rotwein, normalerweise aber immer nur am Abend. Sie sind glücklich verheiratet, haben zwei Kinder und eigentlich keine Sorgen, wenn man von den Problemen absieht, die alle Eltern von Kindern im Teenageralter hin und wieder haben. Sie arbeiten sehr viel, doch diese Arbeit ist für Sie mehr oder weniger Routine. Ihr Beruf bereitet Ihnen keine allzu

Keine Sorgen

großen Sorgen. Damit ist die soziale Anamnese abgeschlossen.

An welche Erkrankung denke ich zuallererst, wenn ich diese Schilderung höre? Oberflächlich betrachtet würde mir dabei am ehesten die Diagnose »Sodbrennen« und vielleicht auch noch Hiatushernie[4] einfallen. Denn eigentlich klingen die Beschwerden nicht nach einer Angina pectoris, die normalerweise dumpfe oder beklemmende Brustschmerzen verursacht und eher auf der linken Seite lokalisiert ist und nicht genau in der Brustmitte.

Sodbrennen

Natürlich könnte ich sehr leicht zu diesem voreiligen Schluss gelangen, aber damit würde ich Ihnen als Patient keinen Gefallen tun. Man darf sich nicht nur auf die Schilderung der Symptome und die Anamnese allein verlassen, da diese auch irreführend sein kann. Man muss auch entsprechende Untersuchungen durchführen – in diesem Fall eine Untersuchung der Atemwege und des Bauchraums. Immerhin gibt es an Ihrer Geschichte einiges, was mir nicht so gut gefällt – zum Beispiel, dass Ihr Vater so früh gestorben ist, dass Sie rauchen und wahrscheinlich auch ein bisschen zu viel trinken. Ein Glas Wein, das man sich zu Hause einschenkt, zählt normalerweise als zwei Einheiten Alkohol, das bedeutet also, bei unterschiedlicher Lust am edlen Tropfen, dass Sie wahrscheinlich etwa 40 Einheiten pro Woche trinken, womit Sie doppelt so viel trinken würden wie erlaubt. So etwas kann nicht nur den Magen reizen oder Herzprobleme verursachen, sondern unter Umständen auch Krebs verursachen. Also muss ich bei der Suche nach der Ursache Ihrer Schmerzen für alle Eventualitäten offen sein.

Einheit Alkohol

[4] Dabei tritt ein Teil des Magens durch das Zwerchfell hindurch in den Brustkorb, sodass Magensäure in den unteren Teil der Speiseröhre fließt.

**Wie viel ist eine Einheit Alkohol?**

Eine Einheit Alkohol entspricht 8 Gramm oder 1 Zentiliter Alkohol. Je nach wissenschaftlicher Betrachtung entsprechen etwa die folgenden Mengen einer Einheit (bei höherem Alkoholgehalt kleinere Mengen)

- ca. 250–330 ml Bier, Pils (= 1 Glas) bei 4–7 % Alkohol
- ca. 100–125 ml Wein (= 1/8 Liter) bei 10–13 % Alkohol
- ca. 25 ml Spirituosen (= 2,5 cl oder 1 Schnapsglas) bei 30–50 % Alkohol

Zwei Einheiten Alkohol sind also bereits ein Trinkglas (oder das klassische Viertel) voll mit Wein und drei solcher Gläser sind schon eine Dreiviertelliterflasche Wein oder eben sechs Einheiten Alkohol. Bei Schnaps wären das sechs Schnapsgläser voll, bei Bier dagegen 6 bis 8 Gläser oder 1,5 bis 2 Liter.

Wie viel ist noch gesund? Krebsspezialisten empfehlen ganz wenig alkoholische Getränke zu sich zu nehmen. Bereits mehr als 3 Einheiten Alkohol am Tag begünstigen die Entstehung von Krebs.

Wenig Alkohol

## Gründliche Untersuchung

Um an alle Eventualitäten zu denken, muss ich Sie also gründlich untersuchen. Zuerst kommt der Brustkorb dran. Ein Blick auf Ihren Rumpf verrät mir, dass Sie ungefähr 12 Kilo Übergewicht haben, wobei das überschüssige Fett ziemlich gleichmäßig um Brust und Bauch herum verteilt ist – Sie sind also eher ein »Apfel«- als ein »Birnen«-Typ. Das ist ein ungünstiges Zeichen, denn es kann auf ein erhöhtes Risiko für eine Hiatushernie (übermäßig viel Fett im Bauchraum) und eine koronare Herzkrankheit[5] hindeuten. Ihre Lungen

»Apfel«- oder «Birnen«-Typ

[5] Fettablagerungen an den Innenseiten der Arterienwände

scheinen in Ordnung zu sein, ich höre keine abnormalen Lungengeräusche, und die Luft strömt frei und ungehindert in Ihre Lungen hinein. Ihre Herzfrequenz liegt bei 80 Schlägen pro Minute – das ist mehr oder weniger normal für jemanden, der gerade ärztlich untersucht wird und daher naturgemäß ein bisschen unter Stress steht. Das Herz schlägt regelmäßig, und ich kann auch keine ungewöhnlichen Herzgeräusche hören.

Herz und Lunge

Blutdruck

So weit, so gut. Jetzt ist es an der Zeit, Ihren Blutdruck zu messen. Er liegt bei 150/95 mm Hg (= Millimeter Quecksilbersäule) – das erste Warnzeichen, das darauf hindeutet, dass Ihre Brustschmerzen vielleicht doch nicht nur auf eine Hernie zurückzuführen sind. Da Sie inzwischen seit etwa zehn Minuten ruhig dasitzen, müsste der Blutdruck eigentlich niedriger sein.

Bauch

Eine kurze Untersuchung Ihres Bauches ergibt keine schmerzempfindlichen Punkte, keine Geschwülste und auch keine vergrößerte Leber. Dieser Befund ist zwar beruhigend, schließt aber keine meiner beiden wahrscheinlichsten Diagnosen aus. Alle Ihre Pulse sind gut tastbar, und es gibt auch keinerlei Anzeichen für ein ZNS-Problem.

Inzwischen ist fast eine Viertelstunde vergangen. Das sollte zwar eigentlich keine Rolle spielen, setzt mich bei meiner Entscheidungsfindung aber doch ein bisschen unter Zeitdruck. Leiden Sie nun unter Sodbrennen oder Angina pectoris? Oder gibt es vielleicht noch eine andere, weniger wahrscheinliche Ursache für Ihre Brustschmerzen, die ebenfalls in Betracht gezogen werden muss? Jetzt muss ich meine Differenzialdiagnose (DD) aufstellen. Um die diversen Diagnosemöglichkeiten auf eine einzige Diagnose einzugrenzen, muss ich meinen Verdacht mit Hilfe weiterer Untersuchungen erhärten – und dann muss ich natürlich auch entscheiden, wie Ihre Schmerzen behandelt werden sollen. Deshalb sind Sie schließlich zu mir gekommen.

Differenzialdiagnose

Ösophagusreflux

Am wahrscheinlichsten ist es, dass Sie unter Ösophagusreflux[6] leiden, wahrscheinlich aufgrund einer leichten Hiatushernie. Natürlich könnte ich bei Ihnen jetzt einen Breischluck (Röntgenuntersuchung der Speiseröhre mit Kontrastmittel) veranlassen, aber das ist mit zusätzlichem Zeit- und Kostenaufwand verbunden. Wenn sich Ihre Schmerzen durch Medikamente lindern lassen, die die Magensäureproduktion eindämmen, ist die Diagnose für mich ebenso klar. Dann müsste ich Sie nur noch zu einem zweiten Termin in meine Praxis einbestellen, um abzuklären, ob Ihre Schmerzen daraufhin tatsächlich nachgelassen haben, und bräuchte keine weiteren Untersuchungen mehr mit Ihnen durchzuführen.

Angina pectoris

Doch die zweite Diagnose meiner DD lautet Angina pectoris – und dieser Verdacht ist bei einem 40-jährigen Mann, dessen Vater relativ jung an einem Herzinfarkt gestorben ist, der raucht, Übergewicht hat und zu viel trinkt, sehr viel schwer wiegender. Obwohl Sie meiner Einschätzung nach zu 90 Prozent an einem Reflux leiden und die Wahrscheinlichkeit einer Angina pectoris lediglich 10 Prozent beträgt, darf ich diese Möglichkeit nicht ausschließen. Also beschließe ich, auf Nummer Sicher zu gehen und zu veranlassen, dass bei Ihnen ein Elektrokardiogramm (EKG) und ein Belastungs-EKG durchgeführt werden, um zu sehen, ob mit Ihrem Herzen alles in Ordnung ist. Außerdem muss Ihr Blutdruck gesenkt werden. Mein Ziel ist ein Wert von 120/80 mm Hg. Ferner werde ich Ihnen empfehlen, an einem Raucherentwöhnungskurs teilzunehmen.

Gespräch

Ich beende unseren Termin also mit einem Gespräch über Ihre beiden möglichen Diagnosen und ein paar sinnvolle Änderungen in Ihrer Lebensweise und erkläre Ihnen, warum das EKG notwendig ist. Außerdem

[6] Rückfluss von saurem Mageninhalt in die Speiseröhre

erhalten Sie ein Rezept für ein Antazidum[7], und ich bitte Sie, nach ein paar Tagen wieder in meine Sprechstunde zu kommen und mir zu berichten, ob die Schmerzen dadurch besser geworden sind und ob Sie mit Ihren Bemühungen um eine etwas gesündere Lebensweise Erfolg hatten. Wahrscheinlich werden Sie auch ein blutdrucksenkendes Mittel einnehmen müssen, und falls das EKG nicht in Ordnung sein sollte, müssten Sie sich als Nächstes zu einer eingehenderen Untersuchung in der kardiologischen Abteilung eines Krankenhauses vorstellen. Doch all das hat vorläufig noch Zeit.

Erfolgreiche Arzt-Patienten-Beziehung

Hoffentlich verlassen Sie meine Praxis mit einer ziemlich genauen Vorstellung davon, was als Nächstes geschehen wird und wie Sie mir dabei helfen können, Ihnen zu helfen. Denn das ist der erste Schritt auf dem Weg zu einer erfolgreicheren Arzt-Patienten-Beziehung.

## Probleme im Bauchraum

Blähungen

Nun wollen wir uns einem weiteren häufigen Symptom (Bauchschmerzen) zuwenden. Nehmen wir an, Sie sind eine 35-jährige Frau und leiden ständig unter Blähungen, die praktisch jede Form von Geselligkeit unmöglich machen. Vorsichtig lassen Sie sich nieder und sitzen ziemlich steif und verkrampft auf meinem Stuhl. Sie wirken abgespannt, Ihr Gesicht ist fahl und voller Sorgenfalten.

Ich frage Sie, was Ihnen fehlt, und da sprudelt es plötzlich aus Ihnen heraus: Schon seit Wochen haben Sie jetzt diese furchtbaren Bauchschmerzen. Manchmal fühlt Ihr Bauch sich richtig aufgebläht an, und wegen Ihrer ständigen Darmwinde trauen Sie sich

[7] Mittel gegen Übersäuerung

kaum noch unter die Leute. Außerdem leiden Sie abwechselnd unter Durchfall und Verstopfung – manchmal sogar an ein und demselben Tag. Ob ich Ihnen wohl irgendwie helfen kann?

An diesem Punkt unseres Gesprächs nimmt bereits eine Differenzialdiagnose in meinem Kopf Gestalt an, denn Sie leiden unter sämtlichen typischen Symptomen des häufigsten Darmproblems, das es gibt. Trotzdem darf ich keine voreiligen Schlüsse ziehen.

Typische Symptome

»Wo genau ist denn der Schmerz lokalisiert?«, frage ich. Sie deuten vage auf Ihre linke Bauchseite und umschreiben mit der Hand einen Raum vom unteren Rand der Rippen bis oberhalb der Leistengegend. Und wie fühlt er sich an? Wie ein Krampf oder eine Kolik, sagen Sie – so wie die krampfartigen Bauchschmerzen, die Sie als kleines Kind immer hatten. Gibt es vielleicht irgendetwas, was ihn lindert, zum Beispiel Medikamente gegen Verdauungsstörungen oder Pfefferminztee? Nein, das Einzige, was wirklich hilft, ist, Ihren Blähungen freien Lauf zu lassen – aber das wird allmählich peinlich. Schließlich ist man ja nicht immer allein.

Krampfartige Bauchschmerzen

Können Sie Ihren Durchfall genauer beschreiben? Ja, er ist nicht ganz flüssig, sondern sieht eher aus wie Kaninchenkot. Und wie ist es mit der Verstopfung? Sie ist ziemlich ausgeprägt, manchmal haben Sie tagelang keinen Stuhlgang. An anderen Tagen haben Sie das Gefühl, zu »müssen«, können dann aber doch nicht. An solchen Tagen haben Sie den Eindruck, gleichzeitig unter Durchfall und Verstopfung zu leiden.

Fühlen Sie sich denn auch krank? Eigentlich nicht. Haben Sie in letzter Zeit abgenommen oder den Appetit verloren? Nein. Hatten Sie schon einmal Blut im Stuhl? Nein, aber manchmal ist er von glänzenden Schleimauflagen bedeckt.

Das Anamnesegespräch läuft gut, und die Differenzialdiagnose hat in meinem Kopf bereits feste Formen angenommen, obwohl ich noch nicht einmal mit meiner Untersuchung begonnen habe. Aber deshalb muss ich trotzdem alle Diagnosemöglichkeiten ausloten. Ich komme auf Ihre Krankheitsgeschichte zu sprechen. Diese krampfartigen Bauchschmerzen, die Sie als Kind hatten – können Sie sich noch daran erinnern? »Oh ja. Ich fehlte in der Schule immer wieder wegen dieser Koliken. Als ich acht Jahre alt war, wurde mir deshalb der Blinddarm herausgenommen, doch leider sind sie dadurch nicht besser geworden. Erst als ich ins Teenageralter kam, verschwanden sie allmählich. Seit meiner Heirat und der Geburt meiner Kinder habe ich sie nicht mehr gehabt. Erst in letzter Zeit haben die Probleme wieder angefangen.«

Diagnosemöglichkeiten ausloten

Eigentlich ein klarer Fall von Reizdarm – obwohl dieses Problem bei Ihnen bisher noch nicht diagnostiziert worden ist. Sie trinken nicht viel, rauchen nicht, es gibt keine Nahrungsmittel, die Sie nicht vertragen, und Ihre Ehe und Ihr Familienleben (Sie sind Hausfrau) sind eigentlich ganz glücklich, wenn man davon absieht, dass Ihr Mann sehr viel reist und Sie die ganze Woche über mehr oder weniger allein mit drei Kindern im Teenageralter sind.

Und was ist mit Ihren Eltern? Die sind beide noch am Leben. Als Sie klein waren, litt Ihre Mutter oft unter so genannten »Gallenkoliken«, doch inzwischen ist sie über sechzig, und es scheint ihr gut zu gehen.

Untersuchungsliege

Ich bitte Sie sich auf die Untersuchungsliege zu legen und taste Ihren Bauch ab. Sie reagieren schmerzempfindlich auf ziemlich festen Druck an der linken Bauchhälfte, und zwar sowohl oberhalb als auch unterhalb des Nabels. Wenn ich diesen Bereich mit den Fingern abklopfe, klingt es hohl – ein Zeichen, dass sich dort ziemlich viel Gas angesammelt hat. Ich bitte Sie, bei Ihnen eine rektale Untersuchung durchführen zu dürfen. Dabei stelle ich fest, dass die Aftermuskulatur ziemlich angespannt ist, doch als ich meine Finger

Viel Gas angesammelt

zurückziehe, ist kein Blut auf dem Handschuh. Damit sind Hämorrhoiden (die manchmal krampfartige Schmerzen im Unterbauch hervorrufen) als Ursache Ihrer Beschwerden ausgeschlossen.

Nachdem Sie sich wieder angekleidet haben, erkläre ich Ihnen, dass Sie mit fast hundertprozentiger Sicherheit an einem Reizdarmsyndrom leiden. Der erste Schritt zur Behandlung eines solchen Problems besteht darin, dass ich Ihnen zunächst einmal erkläre, was das überhaupt ist und wie wir es gemeinsam in den Griff bekommen können. Ich bin sicher, dass es nichts Ernsteres ist.

Reizdarmsyndrom

Damit habe ich Ihnen das entscheidende Stichwort gegeben, und Sie machen Ihrer eigentlichen Befürchtung Luft. »Sind Sie da auch wirklich ganz sicher – könnte es nicht vielleicht auch Krebs sein? Wie können Sie das denn wissen, ohne entsprechende Untersuchungen durchgeführt zu haben? Mein Mann meint, ich sollte mich unbedingt gründlich untersuchen lassen.«

Eigentliche Befürchtungen

Bei diesen Worten seufze ich innerlich, habe aber trotzdem Verständnis für Ihre Sorgen. Vielleicht sind in Ihrem Freundeskreis schon Menschen an Darmkrebs gestorben, und jetzt befürchten Sie, selbst daran zu leiden. Und der besorgte Ehemann jagt Ihnen noch zusätzliche Angst ein. Ich erkläre Ihnen, dass keine weiteren Untersuchungen notwendig sind, da Ihre Anamnese und das Ergebnis der körperlichen Untersuchung keine andere Diagnose zulassen – und dass wir doch erst einmal versuchen könnten, die Beschwerden allein in den Griff zu bekommen, ehe wir einen Facharzt hinzuziehen. Und ich erkläre Ihnen auch, dass über die Hälfte aller Patienten, die wegen ihrer Beschwerden ins Krankenhaus eingewiesen und dort von einem Gastroenterologen[8] untersucht werden, an einem Reizdarmsyndrom leiden. Die Fachärz-

Beschwerden in den Griff bekommen

[8] Facharzt für Magen-Darm-Erkrankungen

te bitten uns immer wieder, dieses Syndrom doch bitte selbst zu behandeln, damit sie sich auf Patienten mit anderen Erkrankungen konzentrieren können, die dringender behandlungsbedürftig sind.

Nahrungsmittel

Daraufhin sagen Sie mir, dass Sie im Internet schon einiges über das Reizdarmsyndrom gelesen haben und dass es durch Nahrungsmittelallergien verursacht werde. Sie fragen mich, ob Sie jetzt nicht lieber aufhören sollten, glutenhaltige Lebensmittel, Milchprodukte oder Obst zu essen, um herauszufinden, ob es Ihnen dann besser geht. Wieder seufze ich innerlich. Das Internet ist voll von Ratschlägen wohlmeinender Menschen, die meinen, ihren Kommentar zu allen möglichen medizinischen Themen abgeben zu müssen, das erschwert uns unsere Arbeit oft sehr. Ich erkläre Ihnen, dass es keine wissenschaftlichen Beweise dafür gibt, dass bestimmte Nahrungsmittel ein Reizdarmsyndrom hervorrufen können, einstweilen sollten Sie daher nur diejenigen Lebensmittel meiden, von denen Sie aus Erfahrung wissen, dass sie bei Ihnen Bauchschmerzen auslösen.

Medikament

Schließlich vereinbare ich mit Ihnen, dass Sie einmal täglich ein rezeptpflichtiges Medikament zur Linderung Ihrer Bauchkrämpfe einnehmen und am besten auf Nahrungsmittel verzichten sollen, die Blähungen verursachen. (Meiner Erfahrung nach wirken Äpfel seltsamerweise ganz besonders blähend!) Ansonsten dürfen Sie sich ganz normal ernähren. In neueren Untersuchungen wurde festgestellt, dass Jogurt mit probiotischen Bakterienkulturen möglicherweise gegen das Reizdarmsyndrom hilft, Sie können es also gerne damit versuchen, obwohl meine Patienten damit nicht immer positive Ergebnisse erzielt haben. Außerdem bitte ich Sie, über Ihre Beschwerden Tagebuch zu führen und Ihre Aufzeichnungen zu Ihrem nächsten Besuch bei mir in zwei Wochen mitzubringen, damit ich sehen kann, ob Ihr Zustand sich gebessert hat.

Tagebuch

Ich habe das Reizdarmsyndrom hier als Beispiel gewählt, weil es zu den Problemen gehört, die für Patienten am schwersten zu verstehen und zu bewältigen sind. Da die Symptome fast ständig vorhanden und äußerst beunruhigend sind, glauben viele dieser Patienten, an einer schwer wiegenden Darmkrankheit zu leiden. Der Gedanke, dass es möglicherweise Krebs, eine Infektion oder eine entzündliche Darmerkrankung sein könnte, lässt sie einfach nicht los. Denn sie haben alle schon von Menschen mit Zöliakie, Morbus Crohn oder Colitis ulcerosa gehört und fürchten nun, auch an einer solchen Erkrankung zu leiden. Daher bleibt uns Hausärzten am Ende oft nichts anderes übrig, als diese Patienten tatsächlich zu einem Facharzt zu schicken, um ihnen ihre Ängste und Sorgen zu nehmen – obwohl das eigentlich nur eine unnötige Belastung für unser ohnehin arg strapaziertes Gesundheitssystem ist. Nur wenn eindeutige Anzeichen (auch durch Tests auf okkultes Blut bei Krebs oder andere Vorsorgeuntersuchungen) einer schweren Erkrankung vorliegen oder eine Diagnose nicht genau gestellt werden kann, macht eine Überweisung einen Sinn. Ich versuche meinen Patienten das stets zu erklären, und wenn sie meinen Worten Glauben schenken, freue ich mich. Sie werden die beste Beziehung zu Ihrem Arzt aufbauen können, wenn Sie Vertrauen zu ihm haben.

Angst vor schwer wiegender Krankheit

Eindeutige Anzeichen

Natürlich hat jeder Patient das Recht, auch noch die Meinung eines zweiten Arztes zu hören und auf einer Wiederholung der durchgeführten Untersuchungen zu bestehen, doch wenn sich dabei wiederum herausstellt, dass Sie nicht an einer ernsten Erkrankung leiden, und Sie mir trotzdem immer noch nicht glauben, wird unser Vertrauensverhältnis zwangsläufig darunter leiden. Dann kann ich Ihnen vielleicht nicht mehr so ein guter Arzt sein, wie ich es gerne wäre. Ich bin schließlich auch nur ein Mensch, und es ist nicht ange-

Zweitmeinung

nehm für mich, wenn mein Urteil trotz eindeutiger Beweise immer wieder angezweifelt wird.

Gesunde Struktur

Bei einem Reizdarmsyndrom ist der Darm von seiner Struktur her völlig gesund, es liegt keine eigentliche Erkrankung vor. Nur das Nervensystem, das die Darmbewegungen steuert, mit deren Hilfe der Speisebrei durch den Darm transportiert wird und schließlich als Kot zum After gelangt, um ausgeschieden zu werden, ist nicht gut koordiniert, sodass sich die Darmmuskeln ab und zu verkrampfen oder in die falsche Richtung bewegen. Das verursacht die Schmerzen und Blähungen. Es gibt mehrere rezeptpflichtige Medikamente, die zu einer Normalisierung der Bewegungen der Darmmuskulatur (der so genannten Darmperistaltik) beitragen. Ihr Arzt wird Ihnen nähere Erläuterungen zu diesen Arzneimitteln geben, eines davon hilft Ihnen ganz bestimmt.

Blähungen

## Kopfschmerzen

Jeder Mensch leidet hin und wieder unter Kopfschmerzen. Ursachen dafür gibt es viele: zu viel Alkohol, zu wenig Schlaf, Sorgen, Ärger, Nervosität, manchmal auch eine Grippe oder Erkältung oder eine andere Infektion, beispielsweise der Nieren. Man betrachtet solche Schmerzen fast schon als selbstverständlich und behandelt sie meistens selbst. Nur wenn der Kopfschmerz chronisch wird und Ihre Lebensqualität dauerhaft beeinträchtigt, werden Sie wahrscheinlich ärztliche Hilfe suchen. Meist lässt sich die Ursache leicht herausfinden und behandeln.

Lebensqualität

Wie geht der Arzt dabei vor? Genau wie sonst auch – er erhebt zunächst einmal Ihre Anamnese und untersucht Sie anschließend. Wie fühlen sich die Kopfschmerzen an? Schmerzt dabei der ganze Kopf oder nur eine Hälfte? Falls die Kopfschmerzen halbseitig sein sollten – ist stets dieselbe Hälfte davon betroffen? Zieht der Schmerz sich bis in die Augenbrauen hinein oder haben Sie eher das Gefühl, dass er tief im Inneren des Kopfes sitzt? Gehen die Kopfschmerzen mit anderen Symptomen einher?

Übelkeit (oft auch Erbrechen) und helle Lichtblitze oder Zackenlinienmuster und halbseitige Kopfschmerzen sind untrügliche Anzeichen für eine Migräne. Wenn Sie dagegen eher das Gefühl haben, dass ein enges Band rund um Ihren ganzen Schädel gespannt ist, und Sie zusätzlich auch noch einen steifen Nacken haben, deutet das eher auf Spannungskopfschmerzen hin.

Migräne

Spannungskopfschmerzen

Über 95 Prozent aller Menschen, die wegen Kopfschmerzen zum Arzt gehen, leiden entweder an Spannungskopfschmerz oder Migräne. Diese beiden Kopfschmerztypen lassen sich nicht immer so leicht voneinander unterscheiden wie in meinen Beschreibungen, doch wenn Sie zu Kopfschmerzen neigen, werden Sie ziemlich genau sagen können, ob Ihre Schmerzen eher dem Typ des Spannungskopfschmerzes oder der Migräne entsprechen. Spannungskopfschmerzen gehen von den beiden dicken Nackenmuskeln aus, die den Kopf auf den Schultern festhalten. Wenn diese Muskeln sich verspannen, verkrampft sich automatisch auch die Schädelmuskulatur (ein flacher Muskel, der den ganzen Schädel umgibt und vorn an der Oberseite der Augenbrauen befestigt ist), und wenn diese Muskulatur verspannt ist, fühlt Ihr Kopf sich an wie in einem Schraubstock.

Verspannte Nackenmuskeln

Migräne dagegen hat ihren Ursprung im Inneren des Schädels. Bei einer Migräneattacke verkrampfen sich die Arterien in den Hirnhäuten zunächst und erweitern sich dann übermäßig stark, sodass sich ein viel größeres Blutvolumen im Schädelinneren befindet als sonst. Durch die Verkrampfung der Blutgefäße kommt es zu Sehstörungen, durch die anschließende

Verkrampfung der Blutgefäße

Erweiterung und das übergroße Blutvolumen werden die Gewebe im Kopf überdehnt und die Schmerzrezeptoren in den Hirnhäuten gereizt. Je nachdem, welche Arterien davon betroffen sind, unterscheiden sich die Symptome – manche Leute leiden unter Sehstörungen, andere unter halbseitigen Schwäche- oder Taubheitsgefühlen in einer oder mehreren Gliedmaßen.

Ursachen von Kopfschmerzen

Näher möchte ich auf das Thema Kopfschmerzen nicht eingehen, weil das den Rahmen dieses Buches sprengen würde. Ich habe nur deshalb erläutert, wie wir Ärzte die verschiedenen Ursachen von Kopfschmerzen diagnostizieren, weil das ein weiteres gutes Beispiel für die in Kapitel 1 beschriebene Methode der Anamnese und anschließenden Untersuchung ist. Manchmal (zum Beispiel bei Kopfschmerzen) kann eine detaillierte Anamnese uns mit fast hundertprozentiger Sicherheit zur Diagnose führen, noch ehe wir mit der Untersuchung des Patienten begonnen haben. Denn wenn Sie bei Ihrem Besuch in der Praxis gerade keine Kopfschmerzen haben, ist die Anamnese mehr oder weniger das Einzige, worauf wir uns bei unserer Diagnose verlassen können.

Keine »Abkürzungen« in der Diagnostik

Manchmal gerät ein Arzt vielleicht in Versuchung, einzig und allein aufgrund der Anamnese (ohne jede Untersuchung) eine Diagnose zu stellen und dem Patienten ein Medikament zu verschreiben – vor allem, wenn sein Wartezimmer voll ist und die Diagnose mehr oder weniger eindeutig zu sein scheint. Aber so etwas kann gefährlich sein. Wir werden im Rahmen unseres Medizinstudiums immer wieder vor solchen »Abkürzungen« in der Diagnostik gewarnt, weil man dabei oft unerwartete Dinge übersieht, und meine jahrelange Erfahrung als Hausarzt hat mir dies bestätigt.

Beispiel fünfjähriges Mädchen

Ein gutes Beispiel dafür ist das fünfjährige Mädchen, zu dem ich im Sommer des Jahres 2006 gerufen wurde. Seine Mutter litt schon fast ihr ganzes Leben lang unter Migräne. Mindestens drei- oder viermal im Monat hatte sie rasende Kopfschmerzen, seit Jahren musste sie täglich Medikamente gegen ihre Migräne einnehmen. Als nun auch ihre Tochter über Kopfschmerzen zu klagen begann, war für sie klar, dass die Kleine auch an Migräne leiden musste.

Migräne

Ich hatte weder die Frau noch ihre kleine Tochter jemals zuvor gesehen, da ich nur als Vertretung für ihren Hausarzt eingesprungen war, und mein Wartezimmer war voller Patienten. Als ich die beiden in meine Praxis bat, lag ich bereits 20 Minuten hinter meinem Zeitplan zurück. Und als ich mir anhörte, was die beiden mir erzählten, hätte ich die Bitte der Mutter um ein Rezept über Migränetabletten für ihre Tochter beinahe spontan erfüllt, ohne der Sache weiter nachzugehen. Sie hatte es eilig, weil sie unbedingt vor Ladenschluss noch in die Apotheke gehen wollte, damit die Tochter ihr Medikament so bald wie möglich erhielt.

Bitte um Rezept

Das kleine Mädchen saß ruhig daneben. Als ich sie fragte, ob sie im Augenblick gerade Kopfschmerzen habe, nickte sie: Ja, es sei ein dumpfer Schmerz, und sie könne auch nicht richtig sehen. Allerdings sehe sie keine Lichtblitze, sondern einfach nur »alles ein bisschen verschwommen«. Ab und zu habe sie diese Sehstörungen. Sie hatte auch einen blauen Fleck am Arm, weil sie vor zwei Tagen gestürzt war. Ihre Mutter gab zu, dass sie in der letzten Zeit manchmal ein bisschen »ungeschickt« gewesen sei, »aber wenn man Migräne hat, kann so etwas schon mal vorkommen«. Ungeduldig schaute sie auf die Uhr und fragte sich wahrscheinlich, warum ich ihr das Rezept immer noch nicht ausgestellt hatte, damit sie endlich in die Apotheke gehen konnte.

Sehstörungen

Aber ich war mir gar nicht so sicher, ob ihre Tochter wirklich unter Migränekopfschmerzen litt. Ich zog die Vorhänge zu, um die Augen der Kleinen zu untersuchen – was immer schwierig ist, weil kleine Kinder nie lange genug stillhalten. Statt auf Migräne zu tippen, hatte ich eher den Verdacht auf eine Schwellung der Papille (der Eintrittsstelle des Sehnervs in die Netzhaut) – und das ist häufig ein Anzeichen für einen Gehirntumor. Daher konnte ich die beiden nicht einfach mit einem Rezept für ein Migränemittel entlassen.

Zum Glück war der Augenarzt des Ärztezentrums, in dem ich damals als Vertretung arbeitete, noch da. Ich bat ihn, mir meine Verdachtsdiagnose zu bestätigen. Inzwischen hatte die Apotheke längst geschlossen, und die Mutter des Mädchens war sehr böse auf mich. Mit Unterstützung des Augenarztes konnten wir ihr schließlich klarmachen, dass sie mit ihrer Tochter dringend zu einem Neurologen gehen müsste, da wir nicht ausschließen könnten, dass die Ursache für die Kopfschmerzen im Gehirn läge.

Zum Neurologen

Am nächsten Tag erfuhren wir, dass in der Kinderklinik, in die die Mutter daraufhin mit ihrer Tochter gefahren war, tatsächlich ein Gehirntumor diagnostiziert worden war. Im Lauf der nächsten Tage sollte die Kleine operiert werden. Erst zwei Monate später konnten die Ärzte Entwarnung geben: Der Tumor war gutartig gewesen und die Chirurgen hatten ihn vollständig entfernen können. Als die Mutter mit dem Mädchen ein halbes Jahr später wieder in meine Praxis kam, litt es nur noch unter einer leichten Muskelschwäche im linken Arm, und die Ärzte rechneten fest damit, dieses Problem mit Hilfe von Physiotherapie bald in den Griff zu bekommen.

Diagnose Gehirntumor

An jenem Tag hatten wir beide etwas Wichtiges gelernt – die Mutter des Mädchens ebenso wie ich als Arzt. Ich lernte, mir von einem Patienten oder dessen Angehörigen niemals eine Diagnose diktieren zu lassen – auch wenn sie noch so offenkundig zu sein scheint. Zwei Migränefälle in ein und derselben Familie – das ist natürlich sehr viel wahrscheinlicher, als wenn die Kopfschmerzen bei Mutter und Tochter ver-

Etwas Wichtiges gelernt

schiedene Ursachen haben. Aber das ist noch lange kein Grund, um aus dem Stegreif eine Diagnose zu stellen. Ein Arzt muss stets daran denken, dass die wahrscheinlichste Diagnose nicht unbedingt immer die richtige ist. Für die Mutter der kleinen Patientin bestand die wichtigste Lektion darin, in Zukunft nicht mehr so ungeduldig zu sein. Ja, ich weiß – ich hatte den vorgegebenen Termin nicht eingehalten. Sie hatte mindestens 20 Minuten warten müssen, bis sie drankam, und das hatte sie sehr verärgert, vor allem, weil sie sicher war, die Diagnose zu kennen und daher eigentlich nur ein Rezept und keinen »richtigen« Arzttermin mit Anamnese und Untersuchung erwartet hatte. Hätte ich mich von ihr dazu überreden lassen, ihr sofort das Rezept auszustellen, so wäre die richtige Diagnose vielleicht erst mit einer Verzögerung von mehreren Wochen gestellt worden. Das hätte für ihre Tochter eine Katastrophe bedeuten können. Diese Frau hat sich im Umgang mit mir, ihrem Arzt, sehr kontraproduktiv verhalten. Glücklicherweise war ich an jenem Tag nicht so sehr im Stress und ließ mich von ihr daher nicht unter Druck setzen. Wäre ich damals müde oder »schlecht drauf« gewesen, so hätte ich ihrem Drängen vielleicht nachgegeben. Ich wage gar nicht daran zu denken, was das für Konsequenzen gehabt hätte.

Keine Diagnose aus dem Stegreif

Katastrophe

Im nächsten Kapitel will ich Ihnen den typischen Alltag eines Arztes beschreiben, damit Sie als Patient besser verstehen, warum es so wichtig ist, sich an bestimmte »Spielregeln« zu halten, um uns unsere Tätigkeit zu erleichtern, damit wir Ihnen so gut wie möglich helfen können.

Spielregeln einhalten

# 3 Wie der Alltag eines Hausarztes aussieht

Der Tag eines typischen Hausarztes ist meist länger als der eines Angestellten. Er ähnelt dem eines Selbstständigen oder einer Führungskraft. Ich will Ihnen mal einen typischen Tagesablauf beschreiben und Ihnen klar machen, warum wir dabei Ihre Hilfe brauchen, damit alles so reibungslos wie möglich läuft.

Typischer Tagesablauf

Ich persönlich komme um acht Uhr morgens in meine Praxis und erhalte (normalerweise per Fax) die Berichte von den Ärzten, die einige meiner Patienten in der vorangegangenen Nacht als Notfall betreut haben. Darin steht, welche Patienten besucht wurden (inklusive Diagnose und Behandlung), ob der Patient ins Krankenhaus eingewiesen wurde oder nicht und ob noch weitere Hausbesuche, Untersuchungen oder Behandlungen erforderlich sind.

Berichte

Anschließend muss ich meine Post durchsehen, dazu gehören normalerweise mehrere Briefe von Fachärzten über Patienten, die noch im Krankenhaus liegen oder inzwischen entlassen worden sind. Das Faxgerät in der Ecke spuckt die neuesten Ergebnisse von Labor-, Röntgen-, Ultraschalluntersuchungen, EKGs und sonstigen Untersuchungen aus, die ich bei meinen Patienten veranlasst habe. All diese Berichte muss ich lesen, abzeichnen und ablegen und mir vormerken, wie bei dem betreffenden Patienten nun weiter verfahren werden soll.

Post

Dazu brauche ich normalerweise eine ganze Stunde.

Sprechstunde

Dann beginnt meine Sprechstunde, der erste der für diesen Vormittag vorgesehenen zwölf Patienten betritt das Sprechzimmer. Ich kann nur selten pünktlich mit meiner Sprechstunde aufhören, denn es gibt immer Patienten, bei denen ich länger brauche als zehn Minuten – und Patienten, die mehr als nur ein einziges Problem mit mir besprechen möchten.

Nehmen wir an, die Sprechstunde hat sich bis halb zwölf hingezogen. Nun gieße ich hastig eine Tasse Kaffee hinunter und unterzeichne währenddessen einen Stapel Wiederholungsrezepte. Dabei kann ich nicht einfach nur meinen Namenszug daruntersetzen, ohne nachzudenken, ich muss dazu jedes Mal erst in der Patientenakte nachschauen, um sicherzugehen, dass die Verordnung auch korrekt ist. Das kann eine halbe Stunde oder noch länger dauern. Viel Zeit habe ich nicht, denn schließlich muss ich pünktlich mit meiner »Notfallsprechstunde« um die Mittagszeit anfangen. Um Viertel nach eins bin ich mit meinen sechs Notfallpatienten fertig und gönne mir rasch ein belegtes Brot und eine Tasse Tee. Dann muss ich weitere Rezepte unterschreiben. Inzwischen ist mein Partner von seinen morgendlichen Hausbesuchen zurückgekehrt und möchte die Fälle mit mir besprechen.

Mittagszeit

Um zwei Uhr nachmittags beginnt wieder meine reguläre Sprechstunde: Weitere zwölf Patienten warten auf mich. Mit etwas Glück bin ich um halb fünf mit ihnen fertig und habe dann noch zwei Stunden Zeit, um verschiedene Überweisungen zu schreiben, die sich aus meiner heutigen Sprechstunde ergeben haben. Meist sind es vier oder fünf. Gegen fünf Uhr nachmittags schickt das Labor der städtischen Klinik mir die INR-Werte aller meiner Patienten, die Warfarin einnehmen und bei denen an diesem Tag eine Blutuntersuchung durchgeführt wurde. Bei Patienten, die Gerinnungshemmer wie beispielsweise Warfarin einnehmen, muss die Gerinnungszeit um das Zwei- bis Drei-

Überweisungen schreiben

Gerinnungshemmer

fache verlängert werden. Ist die Gerinnungszeit zu kurz, so muss die Warfarindosis erhöht werden, ist sie zu lang, muss der Arzt die Dosis verringern. Zwischen fünf und halb sechs Uhr errechne ich normalerweise die neuen Dosen für meine Patienten, und meine Rezeptionistin ruft sie an, um ihnen zu sagen, wie viel Warfarin sie von jetzt an einnehmen sollen.

Warfarindosis

Gerinnungskontrolle

Die Gerinnungskontrolle kostet Hausärzte deshalb so viel Zeit, weil heutzutage immer mehr Patienten nach einem Eingriff am Herzen oder mit Herzrhythmusstörungen Warfarin erhalten. Daher ist es für uns sehr zeitaufwändig, die Gerinnungskontrolle all dieser vielen Patienten zu organisieren. Wir empfinden das jedoch nicht als Belastung, sondern als eine sinnvolle Aufgabe, denn seit so viele Patienten Warfarin einnehmen, ist die Todesrate und die Häufigkeit eines zweiten Herzinfarkts bei Patienten, die ein erhöhtes Risiko hierfür haben, etwa um die Hälfte gesunken.

Um halb sieben bin ich müde, denn ich bin jetzt schon seit zehneinhalb Stunden im Einsatz. Ich fahre sehr vorsichtig nach Hause, um in meiner Übermüdung keinen Fehler zu machen, richtig entspannen kann ich mich erst, wenn ich daheim angekommen bin. Ich habe während meiner Arbeit an diesem Buch auch mit anderen Ärzten gesprochen und festgestellt, dass es ihnen genauso geht wie mir. Ihr Wartezimmer ist immer voll und während der Arbeitswoche haben sie praktisch keine Minute Ruhe. An mehreren Abenden pro Woche müssen sie sogar Arbeit mit nach Hause nehmen, nach der Sprechstunde ist ihr Arbeitstag also meistens noch lange nicht zu Ende.

Volles Wartezimmer

Bitte verstehen Sie mich nicht falsch: Ich beklage mich nicht darüber. Ich liebe den Arztberuf, aber er kann schon sehr aufreibend sein. Deshalb finde ich es auch großartig, wenn die Arzt-Patienten-Beziehung so gut funktioniert, dass während meines Arbeitsalltags alles möglichst reibungslos abläuft. Dazu können Sie eine ganze Menge beitragen und das kommt auch Ihnen selbst zugute, denn dann können wir Ärzte Ihnen besser helfen! Im letzten Kapitel dieses Buches (»Sind Sie ein Traumpatient – oder eher ein Alptraum?«) erfahren Sie, was Sie tun können, um uns zu helfen – und womit Sie uns das Leben zur Hölle machen. Dieses Kapitel ist zwar nicht ganz ernst gemeint, enthält aber einige wichtige Verhaltensregeln, die manche Patienten sich zu Herzen nehmen sollten!

Verhaltensregeln

## Die Dame an der Anmeldung

Wenn Sie in Ihrer Hausarztpraxis anrufen, um sich einen Termin geben zu lassen, sprechen Sie natürlich nicht mit dem Arzt selbst, sondern mit einer seiner Angestellten. Sie ist gewissermaßen Ihre Eintrittskarte zum Arzt, wenn Sie also eine gute Beziehung zu Ihrem Arzt haben möchten, empfiehlt es sich, auch ein gutes Verhältnis zu seiner Empfangsdame aufzubauen! Heutzutage ist das gar nicht so schwierig, denn die heutige Dame an der Rezeption hat nichts mehr mit dem alten Klischee vom feuerspeienden Drachen gemein, der den Patienten den Weg zum Arzt früher eher versperrte, als eine vermittelnde Funktion zu erfüllen. Moderne Praxen haben professionell ausgebildete Rezeptionistinnen, die sich ihrer Verantwortung sehr bewusst sind und Sie nicht einfach nur wie einen Patienten, sondern wie einen Menschen behandeln. Meist sind es Frauen, weil es sich dabei um einen traditionellen Frauenberuf handelt, doch die sehr wenigen männlichen Rezeptionisten, die ich kennen gelernt habe, waren ebenso freundlich und effizient wie ihre weiblichen Kollegen.

Eintrittskarte zum Arzt

Rezeptionistin

Die Damen an der Anmeldung erfüllen eine Aufgabe, die auf den ersten Blick unmöglich zu bewältigen erscheint: Sie müssen unendlich viele Patienten in dem engen und meistens übervollen Terminkalender des Arztes unterbringen. Also wundern Sie sich nicht, wenn Sie nicht gleich einen Termin bekommen, meiner Erfahrung nach sind Hausärzte oft tagelang im Voraus ausgebucht. Dringende Fälle erhalten normalerweise aber stets noch am selben Tag einen Termin.

Termine organisieren

Die Rezeptionistin hat die Aufgabe, alle diese Termine zu organisieren und dem Arzt die entsprechenden Patientenakten herauszusuchen. Außerdem muss sie dafür sorgen, dass der Arzt alle wichtigen Unterlagen zu den einzelnen Patienten (zum Beispiel Arztbriefe aus Krankenhäusern und Ergebnisse von Laboruntersuchungen) sieht, und sie hinterher richtig ablegen.

Telefonanrufe

Ferner muss sie ständig Telefonanrufe beantworten und dem Arzt Bitten um Wiederholungsrezepte zum Unterzeichnen vorlegen. Damit ist sie von morgens bis abends beschäftigt und hat kaum eine freie Minute, also verzeihen Sie es ihr bitte, wenn Sie sie einmal an einem schlechten Tag erwischen. Vielleicht wirkt sie manchmal kurz angebunden, aber das liegt nur daran, dass sie oft mehrere Dinge gleichzeitig erledigen muss. Wenn Sie dringend einen Termin brauchen, Ihr gewohnter Hausarzt an diesem Tag aber keine Zeit mehr hat, können Sie sich ruhig auch von einem seiner Partner behandeln lassen, falls Ihr Arzt in einer Gemeinschaftspraxis oder einem Ärztezentrum tätig ist. Alle Informationen, die der andere Arzt braucht, stehen in Ihrer Patientenakte, zu der er als Kollege Ihres Hausarztes ebenfalls Zugang hat.

Patientenakte

Falls Sie unbedingt zu Ihrem angestammten Hausarzt gehen möchten, müssen Sie unter Umständen manchmal etwas länger warten, die Entscheidung liegt bei Ihnen. Die Empfangsdame Ihres Arztes trägt keine Schuld an solchen Wartezeiten, also machen Sie ihr bitte keine Vorwürfe, wenn Ihre Terminwünsche nicht immer erfüllt werden – sie hat auch so schon genügend Stress.

# 4 Rufbereitschaft für Notfälle

Ich bin mir nicht sicher, ob die Änderungen im Aufgabengebiet der Hausärzte, die in neuerer Zeit eingeführt wurden, gut oder schlecht sind. Ich habe die Zeiten, als ein Hausarzt ständig Rufbereitschaft und höchstens einen Abend pro Woche frei hatte, noch miterlebt, damals war ich Landarzt und arbeitete in einer Einzelpraxis, hatte also überhaupt keine Hilfe. Das war ein harter Job, viele Ärzte, die das ihr Leben lang mitmachten, erreichten das Rentenalter nicht, sondern starben bereits mit Anfang fünfzig oder sechzig, weil sie sich in ihrem Beruf aufgerieben hatten. Für ihre Patienten war es natürlich ein wunderbares Gefühl, einen Arzt zu haben, der im Notfall stets für sie da war und auch Hausbesuche machte, doch für die Ärzte und ihre Familien war diese ständige Bereitschaft irgendwann nicht mehr tragbar.

Landarzt

Hausbesuche

Daher gibt es heute in allen Städten oder Landkreisen abends und nachts Rufbereitschaften, bei denen die Ärzte sich abwechseln. Es ist in Deutschland Pflicht, an diesem ärztlichen Notdienst teilzunehmen, da seine Leistungen von der Kassenärztlichen Vereinigung garantiert werden. Das hat den Vorteil, dass die Patienten weiterhin professionell versorgt bleiben (von einigen Ausnahmen leider mal abgesehen) und Ärzte jetzt zum ersten Mal ein einigermaßen vernünftiges Familienleben führen können. Außerdem sind sie auf diese Weise jetzt tagsüber ausgeschlafen, was natürlich

Rufbereitschaft

auch ihren Patienten zugute kommt. Aber natürlich hat das auch einen Nachteil: Der diensthabende Arzt, der in einem Notfall außerhalb der regulären Sprechstundenzeit zu Ihnen nach Hause kommt, kennt Sie nicht und ist daher auch mit Ihrer bisherigen Krankheitsgeschichte nicht so vertraut wie Ihr gewohnter Hausarzt. Das kann ein Nachteil sein, weil ihm dadurch vielleicht manche Details entgehen, aber auch ein Vorteil – denn er betrachtet Ihr Problem vielleicht aus einer ganz neuen, unvoreingenommenen Perspektive.

Nachteil und Vorteil

## Die Notrufsituation

Versuchen Sie zuerst die Brisanz des Falles genau einzuschätzen. Müssen Sie einen Notruf absetzen oder brauchen Sie nur eine ärztliche Betreuung/Begutachtung in der/den nächsten Stunde(n)? Wenn noch alles so weit in Ordnung ist, dass der Patient reisefähig ist, sollten Sie von sich aus an ein Aufsuchen der Notfallpraxis denken. Ist er nicht reisefähig, aber in stabilem Zustand, wird der diensthabende Arzt Sie ohnehin besuchen. Haben Sie größte Bedenken wegen des Zeitverlustes bei dem gegebenen Patientenzustand, müssen Sie bzw. Ihr Arzt dagegen einen Notarztwagen mit Sanitätern anfordern.

Zustand des Patienten

Der ärztliche Bereitschaftsdienst und der Notarzt sind meistens unter verschiedenen Telefonnummern zu erreichen. Halten Sie daher zu Hause einen immer aktuellen Notrufnummernplan bereit, auf dem der Hausarzt, der Facharzt, die Notfallambulanz des nächsten Krankenhauses, der ärztliche Bereitschaftsdienst und der Notarzt bzw. Rettungsdienst vermerkt sind.

Notrufnummern

Rufen Sie von unterwegs aus an, wählen Sie am besten die 112, das gilt für ganz Europa, um die richtige Hilfe zu erhalten. Es funktioniert auch vom Handy aus, sogar dann, wenn die SIM-Karte nicht aktiv ist oder Sie die PIN-Nummer nicht (mehr) wissen. Das können Sie im Notfall jederzeit auch von zu Hause aus tun. Bedenken Sie bitte immer, dass der angerufene Arzt beziehungsweise die Rettungsstelle Sie und Ihre Situation nicht kennt.

Notwendige Angaben

Geben Sie dem Gesprächspartner am Telefon daher die notwendigen Angaben, ohne dass er sie lange befragen muss und ohne dass Sie Zeit verlieren. Je genauer Sie Ihre Angaben machen, desto schneller und besser kann Ihnen geholfen werden. Bleiben Sie dabei ruhig und vermeiden Sie zu große Aufregung. Als schnelle Stressbremse hat sich beispielsweise das fünfmalige tiefe und intensive Ausatmen bewährt. Es senkt sofort den Blutdruck und den Puls.

**Sagen Sie dem Notdienst deutlich,**

- **wer** anruft (Nennen Sie Ihren vollständigen Namen!),
- **wo** der Einsatzort ist (Stadtteil, Straße, Hausnummer, Stockwerk, markante Erkennungszeichen, Besonderheiten bei der Anfahrt),
- **was** vorliegt (Beschwerden, Krankheitsbild mit momentaner Komplikation, Medikamenteneinnahme, Besonderheiten, die es zu beachten gilt).

Legen Sie noch nicht auf und warten Sie auf die Fragen des Arztes oder Notdienstmitarbeiters, fragen Sie gegebenenfalls nach, ob er genug weiß. Beenden Sie erst, wenn keine Fragen mehr an Sie bestehen, oder lassen Sie ihn beenden.

Klarheit schaffen

In diesem kurzen Gespräch sollte dringend geklärt sein, ob es möglich ist, den Patienten selbst in die Notfallpraxis oder das Krankenhaus zu bringen, oder ob ein Kommen des Arztes/Notarztes erforderlich ist.

# 5 Und was kommt nach der Diagnose?

Nachbeobachtung

Nun hat der Arzt also Ihre Anamnese erhoben und alle notwendigen Untersuchungen durchgeführt, die Diagnose gestellt und auch bereits eine Therapie eingeleitet. Und was kommt jetzt? Wenn Sie nicht nur an einer harmlosen Erkrankung leiden, die lediglich einer kurzen Behandlung bedarf, ist eine Nachbeobachtung über einen längeren Zeitraum (manchmal sogar ein Leben lang) unerlässlich.
Manchmal müssen Sie als Patient auch selbst die Initiative ergreifen, um Ihren Arzt zu Höchstleistungen anzuspornen. Dazu fallen mir gleich mehrere Patientengeschichten als Beispiele ein.

## Mein Nachbar Bob

Beispiel Bob

Bob war sehr schlank und hielt sich durch Laufen fit. Als junger Mann hatte er viel geraucht, doch mit Anfang vierzig hatte er wegen eines blutenden Zwölffingerdarmgeschwürs damit aufgehört. (Rauchen verschlimmert Magen- und Zwölffingerdarmgeschwüre und ist die häufigste Ursache für plötzliche Blutungen in diesem Bereich.) Sein Hausarzt hatte ihm – was auch völlig richtig war – ein Medikament zur Hemmung der Magensäureproduktion (Ranitidin) verschrieben. Dadurch hatte sich Bobs Zustand verbessert: Die Blutung hatte aufgehört, er litt jetzt auch nicht mehr unter Verdauungsbeschwerden (durch das Geschwür hatte er vorher häufig Schmerzen im Oberbauch gehabt) und konnte seine Bürotätigkeit wieder aufnehmen. Als junger Mann war er beim Militär gewesen und hatte sich bei einem Unfall eine Hüftverletzung zugezogen, und nun, da er über fünfzig war, begann seine Hüfte zu schmerzen. Sein Arzt überwies ihn an einen Facharzt im Krankenhaus, bei dem er leider lange Zeit auf einen Termin warten musste. In der Zwischenzeit verschlimmerten sich seine Schmerzen, und er begann Schmerzmittel (hauptsächlich Paracetamol) einzunehmen. Aspirin wollte er wegen seines damaligen Zwölffingerdarmgeschwürs nicht nehmen.

Auf Termin warten

Ich war nicht Bobs Hausarzt, sondern lediglich mit ihm befreundet. (Er wohnte in meiner Nähe.) Trotzdem machte ich mir Sorgen, als ich ihn eines Tages in seinem Garten beobachtete und sah, dass er offenbar große Schmerzen hatte. Ich empfahl ihm, noch einmal zu seinem Hausarzt zu gehen und zu fragen, ob man den Termin bei dem Spezialisten denn nicht beschleunigen könne oder einen anderen wählen. Doch Bob wollte seinen Arzt nicht belästigen, weil er seiner Ansicht nach zu beschäftigt war, und da ich mich nicht einmischen mochte, drängte ich ihn auch nicht weiter.

Große Schmerzen

Wenn ich es doch nur getan hätte! Eine Woche später brach Bob beim Anschauen eines Fußballspiels vor dem Fernseher zusammen und starb. Ich wurde als diensthabender Arzt zu ihm gerufen, doch als ich ein paar Minuten später bei ihm ankam, war er bereits tot.

Aus den Worten seiner offenbar zutiefst erschütterten Frau konnte ich nicht entnehmen, wie es zu dem Zusammenbruch gekommen war. Ich vermutete, dass Bob vielleicht einen Schlaganfall erlitten hatte, doch die Autopsie ergab, dass bei ihm wegen seines Zwölffingerdarmgeschwürs wieder eine starke Blutung aufgetreten war, durch die sein Blutdruck rapide abgefal-

Starke Blutung

Herzversagen

len war. Er war an Herzversagen gestorben. In seinem Magen fand man Spuren mehrerer verschiedener Schmerzmittel, die offenbar die Zwölffingerdarmschleimhaut gereizt hatten.

Das machte mich sehr traurig, denn dieser Todesfall hätte sich leicht verhindern lassen. Bob hatte angenommen, dass sein Hausarzt mit der Überweisung an den Facharzt im Krankenhaus alles getan hatte, was einstweilen möglich war, und dass er seine Schmerzen bis zu diesem Termin eben einfach ertragen müsse. Auch sein Hausarzt war sehr betroffen, denn aus den Notizen, die er sich während seines letzten Gesprächs mit Bob gemacht hatte, ging eindeutig hervor, dass er Bob ausdrücklich aufgefordert hatte, wieder zu ihm zu kommen, falls seine Hüftschmerzen sich verschlimmern sollten, damit er einen früheren Termin bei dem Facharzt für ihn vereinbaren könne. Bob hatte das nur deshalb nicht getan, um seinem Hausarzt nicht »seine kostbare Zeit zu stehlen«. Er dachte auch nicht daran, in die Notfallsprechstunde im Krankenhaus zu gehen, die ja jedem bei akuten Beschwerden offensteht. Das hatte ihn das Leben gekostet, denn entweder wäre er sofort im Krankenhaus drangekommen oder sein Arzt hätte ihm sonst wirksamere und nebenwirkungsärmere Schmerzmittel verschrieben sowie dafür gesorgt, dass er bei dem Orthopäden eher drankam. Er hätte ihn wahrscheinlich auch von Ranitidin auf den Protonenpumpenhemmer Omeprazol umgestellt, der die Magensäureproduktion noch stärker unterdrückt, um sicherzugehen, dass das abgeheilte Geschwür im Zwölffingerdarm sich nicht reaktivierte.

Früheren Termin

> ⓘ Leider gibt es viele Patienten wie Bob, die trotz Beschwerden nicht zum Arzt gehen, weil sie ihm keine Umstände bereiten wollen. Das ist verständlich, aber falsch. Wenn Sie auf einen Termin beim Facharzt oder im Krankenhaus warten und Ihr Gesundheitszustand sich während dieser Zeit verschlimmert, sollten Sie nicht zögern, noch einmal zu Ihrem Hausarzt zu gehen. Fragen Sie ihn ruhig, ob Sie nicht eher einen Termin bei dem Facharzt bekommen können. Er wird Ihren Besuch ganz bestimmt nicht als Belästigung empfinden! Sie können bei starken Beschwerden auch jederzeit in die Notfallsprechstunde Ihres Krankenhauses gehen.

## Jim und seine Schwindelanfälle

Beispiel Jim

Auch Jim war für mich eher ein Freund als ein Patient. Als ich eines Tages beobachtete, wie ihm bei einem Gespräch mit Kollegen plötzlich schwindelig wurde und er beinahe gestürzt wäre, machte ich mir Sorgen um ihn. Jim ist Mitte siebzig und war bisher immer fit. Als ich sah, wie er ins Schwanken geriet und sich auf die Lehne eines großen Sessels stützte, ging ich zu ihm und fragte, ob ich ihm helfen könne.

Schwindelanfälle

»Nein, es ist alles in Ordnung«, beruhigte er mich. »Das ist nur einer von meinen Schwindelanfällen. Es geht mir bestimmt gleich wieder gut.«

Antibiotikum

Aber ich ließ nicht locker. Auf meine Fragen hin erzählte er mir, dass er seinen ersten Schwindelanfall vor vier Monaten gehabt hatte, und zwar mitten in der Nacht. Seine Frau hatte daraufhin den diensthabenden Arzt gerufen. Dieser hatte eine Ohreninfektion diagnostiziert und Jim ein Antibiotikum verschrieben, das er zwei Wochen lang einnehmen sollte. Dadurch hatte das Problem sich zwar etwas gebessert, war aber nicht völlig verschwunden, ab und zu wurde ihm immer noch schwindelig. Jim hatte jedoch keine Ohrenschmerzen und auch nicht das Gefühl, schlecht zu hören.

Ohren untersuchen

»Hat dein Hausarzt deine Ohren denn anschließend nicht untersucht?«, fragte ich ihn und war über seine Antwort erstaunt: Er war hinterher gar nicht mehr bei seinem Hausarzt gewesen, sondern davon ausgegangen, dass seine Ohreninfektion durch das Antibiotikum hinlänglich behandelt worden war und dass seine gelegentlichen Schwindelanfälle lediglich eine Nachwirkung dieser Infektion darstellten. Mit so etwas wollte er seinen Hausarzt nicht belästigen.

Ich erklärte ihm, dass Ohreninfektionen nur selten Schwindelgefühle hervorrufen – zumindest nicht solche Infektionen, gegen die der Arzt ein Antibiotikum verschreibt. Es gibt zwar eine Virusinfektion des Innenohrs, die Labyrinthitis, bei der den Patienten bis zu sechs Wochen lang schwindelig ist, aber Jims Symptome passten nicht dazu. Ich bat ihn, zu seinem Arzt zu gehen, weil ich mir Sorgen machte, dass seine Schwindelanfälle auf Durchblutungsstörungen im Gehirn zurückzuführen sein könnten – vielleicht waren es warnende Anzeichen eines drohenden Schlaganfalls!

Verengungen der Halsschlagadern

Zwei Wochen später rief Bob mich an. Er war bei seinem Hausarzt gewesen, und dieser hatte bei ihm Verengungen der Halsschlagadern durch arteriosklerotische Ablagerungen (so genannte Plaques) festgestellt. Von diesen Plaques lösten sich immer wieder kleine Blutgerinnsel ab und wurden mit dem Blutstrom ins Gehirn geschwemmt, diese so genannten Embolien waren die Ursache seiner Schwindelattacken. Der Arzt hatte ihm daraufhin Aspirin verschrieben, damit sich keine weiteren Gerinnsel mehr bildeten, und ihn außerdem zu einem Gefäßchirurgen überwiesen.

Es war ein Glück für Jim gewesen, dass ich seinen Schwindelanfall beobachtet hatte. Ohne diesen glücklichen Zufall hätte er vielleicht irgendwann tatsächlich einen Schlaganfall erlitten und wäre hinterher halbseitig gelähmt gewesen oder hätte eine noch schlimmere Behinderung davongetragen. Das war vor zwei Jahren. Inzwischen wurde bei Jim eine Endarteriektomie[9] durchgeführt, um die Engstellen in seinen Halsschlagadern operativ zu beseitigen. Seitdem hat er keine Schwindelanfälle mehr gehabt. Trotzdem nimmt er immer noch einmal täglich eine Aspirintablette und muss außerdem sein Leben lang blutdrucksenkende Medikamente einnehmen. Hätte er auch ohne meinen Ansporn den Mut gehabt, die Initiative zu ergreifen und zu seinem Hausarzt zu gehen, so hätte er sich dadurch sechs Monate lang die lästigen Schwindelattacken erspart.

Aspirin

## Die Atemprobleme von Alan

Manchmal gelangen wir auch ganz zufällig zu einer Diagnose, obwohl wir den Patienten eigentlich wegen eines anderen Problems überwachen. Alan, ein Landwirt Anfang fünfzig, hatte schon immer Atemprobleme gehabt. Wir vermuteten, dass er als Teenager zu viel Staub (womöglich von schimmeligem Heu) eingeatmet hatte und deshalb jetzt an einer chronischen Lungenerkrankung litt. Er musste regelmäßig Lungenfunktionstests durchführen lassen, außerdem Medikamente inhalieren und manchmal auch Antibiotika einnehmen. Jeden Oktober ließ er sich gegen Grippe impfen. Im letzten Jahr war mir bei dieser Gelegenheit aufgefallen, dass wir schon lange keine Blutuntersuchung zur Überprüfung seines allgemeinen Gesundheitszustands mehr bei ihm gemacht hatten.

Beispiel Alan

Atemprobleme

Blutuntersuchung

Eigentlich rechnete ich damit, dass alles in Ordnung

[9] Operation, bei der eine Arterie operativ freigelegt und eröffnet wird, um Engstellen zu beseitigen.

sein würde, denn Alan schien fit zu sein und seine Lungenfunktion hatte sich in den letzten zwei Jahren kein bisschen verschlechtert. Er achtete seit vielen Jahren sehr darauf, keinen Staub mehr einzuatmen, dadurch schien seine Lungenerkrankung zum Stillstand gekommen zu sein.

Doch die Untersuchungsergebnisse fielen leider anders aus, als ich erwartet hatte. Im Rahmen eines neuen Untersuchungsverfahrens zur Feststellung chronischer Nierenerkrankungen, der geschätzten glomerulären Filtrationsrate (GFR), wird die Flüssigkeitsmenge errechnet, die die Nieren pro Minute filtern können. Der normale Wert liegt bei ungefähr 100. Bewegt sich die GFR zwischen 60 und 100, so liegt eine leichte

Nierenfunktion

Einschränkung der Nierenfunktion vor, die jedoch kein Grund zur Besorgnis ist, also braucht ein Patient, bei dem der Wert über 60 liegt, mehrere Jahre lang nicht wieder untersucht zu werden. Bei einem Wert zwischen 30 und 60 liegt eine mittelschwere Niereninsuffizienz vor. Wenn der Wert unter 30 absinkt, muss der Patient an einen Facharzt überwiesen werden, weil er dann womöglich im Lauf der nächsten Jahre dialysepflichtig wird.

Alans Wert lag bei 54. Das war ein Schock für uns beide,

Keine Beschwerden

denn er hatte absolut keine Nierenbeschwerden – er wachte nachts nicht auf, weil er auf die Toilette musste, hatte seines Wissens auch noch nie an einer Blasen- oder Niereninfektion gelitten und niemals Schmerzen oder Schwierigkeiten beim Wasserlassen gehabt. Und er hatte auch weder Eiweiß noch Blut im Urin, es gab also keinerlei Anzeichen für eine schwere Nierenerkrankung. (Bei einer in ihrer Filterfunktion beeinträchtigten Niere hat der Patient Eiweiß und manchmal auch etwas Blut im Urin.) Trotzdem schreiben die Leitlinien zum Thema Nierenerkrankungen eindeutig vor, dass die Nierenfunktion bei solchen Patienten regelmäßig alle drei Monate nachkontrolliert werden muss, um sicherzugehen, dass sie sich nicht noch weiter verschlechtert.

Und bei der Untersuchung ergab sich auch noch ein zweites Problem: Alans Blutdruck war mit 140/85 mm Hg etwas zu hoch. Normalerweise hätte ich diesen leicht erhöhten Blutdruck vielleicht gar nicht für behandlungsbedürftig gehalten – wenn er nicht gleichzeitig auch noch einen so schlechten Nierenwert gehabt hätte. Bei einer Funktionseinschränkung der Nieren muss der Blutdruck so niedrig wie möglich gehalten werden, um die empfindlichen Filtermechanismen der Nieren vor Schäden zu bewahren. Also musste Alan von nun an einmal täglich ein blutdrucksenkendes Mittel einnehmen, und zwar bis an sein Lebensende.

Leicht erhöhter Blutdruck

Blutdrucksenkendes Mittel

Das war keine gute Nachricht für ihn, denn er hatte sich genauso fit gefühlt wie immer und war nur zu seiner üblichen Grippeschutzimpfung in meine Praxis gekommen. Und nur wegen einer routinemäßig durchgeführten Blutuntersuchung hielt er sich nun mehr oder weniger für einen Invaliden, dem in Zukunft eine Dialyse oder womöglich sogar eine Nierentransplantation bevorstand! Und nicht nur das: Jetzt musste er auch noch regelmäßig ein Medikament zur Bekämpfung eines Symptoms einnehmen, das ihm keinerlei Beschwerden bereitete. Mit ziemlicher Sicherheit würde dieses Mittel auch irgendwelche Nebenwirkungen haben. Das Arzneimittel, das ich ihm gegen seinen Bluthochdruck als Erstes verschrieb – ein ACE-Hemmer –, verursacht beispielsweise bei vielen Patienten einen sehr lästigen, unangenehmen Husten.

Nebenwirkungen

Verständlicherweise war Alan über diese Veränderung in seinem Leben nicht gerade erfreut. Vor allem bedrückte ihn der Gedanke, dass ich ihm nicht garantieren konnte, dass seine Nierenfunktionsstörung sich durch den ACE-Hemmer auch tatsächlich bessern würde. Ich hatte also ein Problem bei ihm entdeckt, konnte ihm aber nicht die Gewissheit geben, dass ich auch in der Lage sein würde, es in den Griff zu bekommen. Und ich konnte ihm auch nicht voraussagen, ob und wie sehr seine Nierenfunktion sich in den nächsten Jahren verschlechtern würde. Es blieb nichts anderes übrig, als einfach abzuwarten.

Beratungsgespräch

Doch zum Glück kannte ich Alan schon seit Jahren. Nach einem längeren Beratungsgespräch, bei dem auch seine Frau dabei war, akzeptierte er, dass er von nun an eben zwei Gesundheitsprobleme hatte, die einer dauerhaften ärztlichen Beobachtung bedurften: seine Lungenerkrankung und seine Niereninsuffizienz. Und bei beiden Problemen gab es zurzeit nur eine einzige Strategie: abwarten. Auch damit musste er sich abfinden. Es gab keinerlei Garantie für die Zukunft, aber auch keine Anzeichen dafür, dass er eine verkürzte Lebenserwartung hatte. Zum Glück war er ein vernünftiger Mann und konnte mit dieser Zukunftsperspektive ganz gut leben.

Stillstand der Nierenerkrankung

Alan hat genau das Richtige getan: Er ist regelmäßig zu seinen Lungenuntersuchungen gegangen. Wäre er an jenem Tag nicht wie üblich zu seiner Grippeschutzimpfung erschienen, hätte ich sein Nierenproblem nicht entdeckt und sein zu hoher Blutdruck hätte seine Nieren weiter geschädigt. Hoffentlich ist es mir mit dem blutdrucksenkenden Mittel gelungen, seine Nierenerkrankung zum Stillstand zu bringen. Bisher sind die Anzeichen dafür sehr gut: Im letzten Jahr wurde Alans GFR dreimal errechnet. Der Wert liegt nach wie vor bei 54. Je länger er so bleibt, umso besser sind seine Zukunftsaussichten. Wenn der Wert sich nicht verschlechtert, ist bis auf Weiteres alles in Ordnung, da Alans Blutdruck durch den ACE-Hemmer inzwischen auf 120/75 mm Hg gesunken ist.

## Andrew und seine Prostata

Beispiel Andrew

Abwarten lautet auch die Devise bei der sehr häufigen Männerkrankheit Prostatakrebs. Es ist für einen Patienten schwer nachzuvollziehen, dass er an Krebs leidet, die Ärzte aber nichts dagegen tun werden. Bei einem Prostatakrebs im Frühstadium muss man tatsächlich erst einmal abwarten, ob der Krebs weiter fortschreitet, ehe man sich zu einer Behandlung entschließt. Aber wenn jemand an einer lebensbedrohlichen Krankheit leidet, möchte er natürlich, dass etwas dagegen getan wird, das Gefühl, dass die Ärzte in so einer Situation einfach gar nichts unternehmen, kann einem nachts den Schlaf rauben. Und genau in dieser Lage befinden sich sehr viele Männer, bei denen Prostatakrebs diagnostiziert wurde. Gerade in so einer Situation ist eine gute Arzt-Patienten-Beziehung wichtig.

Prostatakrebs

Andrew war im Alter von 55 Jahren nur widerwillig zu einer Vorsorgeuntersuchung gekommen. Er hatte das Einladungsschreiben zu der Untersuchung, das er von unserer Praxis erhalten hatte, schon in den Papierkorb werfen wollen, doch seine Frau, die das zufällig mitbekam, hatte darauf bestanden, dass er den Termin wahrnahm. Schließlich gehe sie auch regelmäßig zur Vorsorgeuntersuchung beim Frauenarzt, hielt sie ihm vor, es sei höchste Zeit, dass auch er seine Gesundheit ein bisschen ernster nehme. Andrew protestierte: Er fühle sich fit und hasse es, verhätschelt zu werden. Er sei nun einmal nicht der Typ Mann, der zum Arzt gehe, solche Untersuchungen seien ohnehin nur Zeitverschwendung. Der Arzt werde bestimmt nichts finden, was er nicht selbst schon wisse.

Vorsorgeuntersuchung

Schließlich kam er aber doch in unsere Praxis, wenn auch unter Protest. Und es stellte sich heraus, dass er tatsächlich fit war: Er hatte kein Übergewicht, sein Blutdruck war normal, sein Herz gesund. Auch die rektale Untersuchung ergab keinen Befund: Seine Prostata war zwar ein bisschen zu groß für sein Alter, aber nicht besorgniserregend. Wir schickten seine

Blutproben

Blutproben zur Untersuchung ins Labor ein und rechneten nicht mit irgendwelchen Auffälligkeiten. Genau wie bei Alan kam der Befund für uns völlig unerwartet: Andrews PSA-Wert[10] war mit 7 viel zu hoch. Der Normalwert liegt in unserem Labor unter 4. Der zu hohe Wert deutete auf eine erhöhte Aktivität der Prostatazellen hin. Und die häufigste Ursache dafür ist bei einem Mann ohne Symptome einer anderen Erkrankung, die den PSA-Wert in die Höhe schießen lassen kann, nun einmal leider Prostatakrebs.

Wegen seines erhöhten Werts musste Andrew in der urologischen Abteilung des städtischen Krankenhauses zahlreiche Untersuchungen über sich ergehen lassen.

Kleiner Tumorherd

Ja, es wurde tatsächlich ein kleiner Tumorherd in seiner Prostata gefunden, aber was sollte man dagegen tun? In den USA würden die Ärzte in so einem Fall eine radikale Prostatektomie durchführen – also eine chirurgische Entfernung der Prostata, eine ziemlich schwierige Operation, durch die der Patient häufig impotent wird. Wir in Großbritannien sind bei einem Prostatakrebs im Frühstadium, wie Andrew ihn hatte, dagegen nicht so sicher, ob eine radikale Operation

Zukunftsaussichten

dem Patienten tatsächlich bessere Zukunftsaussichten bietet, als zunächst einmal gar nichts zu tun und einfach abzuwarten. Man kann dem Patienten auch radioaktive Jodkapseln (so genannte Seeds) in die Prostata implantieren oder ihm Medikamente zur Unterdrückung der Wirkung des männlichen Geschlechtshormons Testosteron verabreichen. Beides sind ziemlich eingreifende Therapien und seriöse klinische Studien haben gezeigt, dass es langfristig genauso wirksam ist, einfach erst einmal abzuwarten

[10] Das prostataspezifische Antigen

und erst dann etwas zu unternehmen, wenn es Anzeichen dafür gibt, dass der Tumor wächst oder sich im Körper ausbreitet. Das erklärten wir Andrew.

Natürlich ist so eine Nachricht nicht leicht zu verdauen, doch nach langen Gesprächen mit den Fachärzten im Krankenhaus und mit mir erklärte Andrew sich mit dieser Vorgehensweise einverstanden. Das ist jetzt vier Jahre her. In dieser Zeit hatte er nur eine einzige Prostataentzündung (Prostatitis), bei der er Schmerzen im Becken und Beschwerden beim Wasserlassen hatte. Damals stieg sein PSA-Wert auf 12 an, was ihn beunruhigte, doch die Ärzte in der Klinik erklärten ihm, dies sei eine ganz normale Folgeerscheinung seiner Prostataentzündung. Innerhalb eines Monats sank der Wert wieder auf 6 ab und liegt seitdem stets zwischen 4 und 6. Regelmäßige Untersuchungen seiner Prostata haben ergeben, dass ihre Größe und Beschaffenheit sich seit seinem ersten Besuch bei mir nicht verändert hat.

Vorgehensweise erklären

Inzwischen hat Andrew schon fast vergessen, dass dieses »Damoklesschwert« (das waren seine eigenen Worte) über ihm hängt. Ihm ist klar: Wenn er sich für eine der möglichen Behandlungen entschieden hätte, so hätte ihm dies erhebliche körperliche Beschwerden bereitet und er wäre jetzt trotzdem in der gleichen Lage – könnte aber vielleicht kein so unbeschwertes Liebesleben mehr genießen. Hätte er die medikamentöse oder chirurgische Behandlung gewählt, so wäre er mit großer Wahrscheinlichkeit impotent geworden.

Damoklesschwert

## Martha und Mary – Verdacht auf Brustkrebs

Martha war die erste Frau mit Brustkrebs, die mir begegnete. Damals studierte ich noch und ihr stand eine Radikaloperation ihres bösartigen Tumors in der

Beispiel Martha

Brust bevor, den sie jahrelang niemandem gezeigt hatte außer ihrem Ehemann. Der Professor, der den Eingriff durchführen sollte, war auf hoffnungslose Fälle spezialisiert – Patientinnen, an die andere Chirurgen sich nicht heranwagten, weil so gut wie gar keine Chance auf eine erfolgreiche Operation bestand. Doch irgendetwas musste für die arme Frau getan werden, denn ihr Tumor schmerzte sie sehr, war infiziert und ein erschreckender Anblick. Jedes Jahr begegnen einem Arzt ein paar Patienten, die er sein Leben lang nicht mehr vergisst, für mich war Martha so ein Fall. Es war eine grauenvolle Operation, doch es gelang, den Tumor zu entfernen und das dadurch entstandene Loch in der Brust mit ein paar Hautlappen zu übernähen.

Operation

Diese Operation machte die wenigen Monate, die Martha noch zu leben hatte, erträglich, insofern war sie gerechtfertigt, zumindest in meinen Augen. Und ich habe aus Marthas Beispiel etwas Wichtiges gelernt: Wenn eine Frau irgendeine Veränderung an ihrer Brust entdeckt, die ihr verdächtig erscheint, muss sie ihre Hemmungen oder Ängste überwinden und sofort zum Arzt gehen. Je eher Sie zu uns kommen, umso größer sind Ihre Chancen, die Krebserkrankung zu überleben und hinterher auch eine gute Lebensqualität zu haben. Mit den heutigen Untersuchungsmethoden können Knoten in der Brust sehr rasch diagnostiziert werden.

## Mary

Beispiel Mary

Mary war 44 Jahre alt, als sie einen kleinen Knoten in der Nähe ihrer rechten Brustwarze entdeckte. Er war rund, schmerzte nicht, und sie konnte ihn mit den Fingern unter der Haut hin- und herschieben. Obwohl ihr Arzt vermutete, dass es sich dabei lediglich um eine

Milchdrüsenzyste handelte, schickte er sie in ein Brustzentrum, um eine Biopsie durchführen zu lassen: Es wurde eine Nadel in den Knoten in der Brust eingeführt, die Flüssigkeit daraus entfernt und zur Untersuchung in ein Labor geschickt. Kurze Zeit später erfuhr Mary, dass die Flüssigkeit keine Krebszellen enthielt und dass es sich bei dem Knoten tatsächlich um eine Zyste gehandelt hatte, die sich nun nach Entfernung der Flüssigkeit wahrscheinlich nicht wieder neu bilden würde.

Biopsie

Zyste

Mary war ungeheuer erleichtert und konnte nun, da sie keine Angst mehr vor einem bösartigen Tumor hatte, wieder ein normales Leben führen. Wenn sie den Kopf in den Sand gesteckt hätte, wie Martha es getan hatte, würde sie sich wahrscheinlich heute noch Sorgen deswegen machen. Glücklicherweise verhalten sich heute nur noch wenige Frauen so wie Martha. Wenn sie etwas Verdächtiges an ihren Brüsten entdecken, gehen sie normalerweise rasch zum Arzt. Ich habe Marys Geschichte an dieser Stelle erzählt, um Ihnen zu zeigen, dass trotz der vielen Horrorgeschichten, die man in der Boulevardpresse über Brustkrebs liest, neun von zehn Frauen, die sich in einem Brustzentrum vorstellen, nicht an einem bösartigen Tumor leiden. Aber diese positiven Fallgeschichten sind eben leider nicht spektakulär genug, um in solchen Zeitschriften veröffentlicht zu werden.

Zum Arzt gehen

Wenn Sie ganz auf Nummer Sicher gehen möchten, sollten Sie Ihre Brüste einmal im Monat selbst untersuchen. Lassen Sie sich von Ihrem Frauenarzt oder Ihrer Frauenärztin zeigen, wie man das macht, und üben Sie es dann so lange, bis Sie das Gefühl haben, es richtig zu beherrschen. Auf diese Weise werden Sie kleine Unterschiede in der Beschaffenheit Ihrer Brüste frühzeitig ertasten, und je eher ein bösartiger Tumor entdeckt wird, umso höher sind die Heilungschancen. Von den Siebzigerjahren des letzten Jahrhunderts bis

Brüste selbst untersuchen

heute sind die Brustkrebsheilungsraten von etwa 30 Prozent auf über 80 Prozent gestiegen. Das liegt zum Teil daran, dass die Frauen inzwischen sehr viel mehr auf die Gesundheit ihrer Brüste achten und regelmäßig zur Vorsorgeuntersuchung gehen, teilweise ist es aber auch auf bessere Therapiemöglichkeiten zurückzuführen. Die Kommunikation zwischen Brustzentren und Hausärzten hat sich ebenfalls verbessert.

Vorsorgeuntersuchung

Alle Fälle, die ich in diesem Kapitel beschrieben habe, sind Beispiele für gesundheitsbewusstes bzw. weniger gesundheitsbewusstes Verhalten. Es liegt an Ihnen, die Vorsorgeuntersuchungsangebote Ihrer Ärzte und Krankenkassen zu Ihrem Wohl zu nutzen! Aber der Arzt ist nicht Ihr einziger Ansprechpartner bei gesundheitlichen Problemen. Falls Sie an einer chronischen Krankheit leiden und deshalb regelmäßig zur Überwachung oder Behandlung in eine Fachpraxis oder Klinik müssen, werden Sie auch regelmäßig mit Assistenz- und Pflegekräften (Krankenschwestern oder -pflegern) zu tun haben. Nutzen Sie diese Kontakte möglichst positiv und effizient, denn sie können Ihnen eine wirkliche zusätzliche Hilfe in der Betreuung und Beratung sein.

Kontakte nutzen

# 6 Wenn Sie Stammpatient in einer Facharztpraxis oder Klinik sind

Früher (bis in die Siebzigerjahre des 20. Jahrhunderts) waren Hausärzte in erster Linie Diagnostiker. Ihre Aufgabe war es, eine Differenzialdiagnose zu stellen, diese dann nach Möglichkeit auf eine einzige Diagnose einzugrenzen und die Erkrankung ihres Patienten anschließend fachgerecht zu behandeln. In den meisten Fällen gelang ihnen das, ohne ihre Patienten an einen Facharzt zu überweisen. Für Patienten mit chronischen Krankheiten, die einer langfristigen Betreuung bedurften (beispielsweise Diabetes, Arthritis, Asthma, Bronchitis und Herz-, Leber- oder Nierenerkrankungen), gab es Facharztpraxen, die diese Patienten regelmäßig alle paar Monate aufsuchen mussten und die ihnen und ihren behandelnden Hausärzten dann entsprechende Anweisungen gaben. Der Hausarzt brauchte bei der Betreuung solcher Patienten mit chronischen Erkrankungen nicht viel mehr zu tun, als die Anweisungen dieses Facharztes zu befolgen.

Differenzialdiagnose

Facharztpraxen

Heute tragen Hausärzte glücklicherweise viel mehr Verantwortung in der langfristigen medizinischen Versorgung ihrer Patienten. In jedem größeren Ärztezentrum gibt es Fachärzte und spezialisiertes Betreuungspersonal für Patienten mit bestimmten chronischen Erkrankungen. In dem Ärztehaus, in dem ich tätig bin, gibt es beispielsweise Spezialpraxen für Patienten mit Bluthochdruck, Diabetes, Asthma und chronischer Bronchitis (die heute eher unter der Bezeichnung

Ärztezentrum

COPD oder chronisch obstruktive Lungenerkrankung bekannt ist) und auch eine gynäkologische Praxis. Eine Familiengesundheitsschwester hilft Patientinnen und Patienten mit Rat und Tat bei der Betreuung ihrer kleinen Kinder, und natürlich gibt es auch eine niedergelassene Hebamme und einen Kinderarzt. Solche Ärztehäuser haben für den Patienten den Vorteil, dass alle oder zumindest viele ärztliche Dienstleistungen unter einem Dach angeboten werden. Das ist gerade heute, wo die interdisziplinäre Zusammenarbeit zwischen Ärzten verschiedener Fachgebiete immer wichtiger wird, ein unschätzbarer Vorteil.

Interdisziplinäre Zusammenarbeit

Die wichtigsten Facharztdisziplinen und auf bestimmte Erkrankungen spezialisierte Zentren möchte ich Ihnen nun kurz vorstellen.

## Der Lungenfacharzt (Pneumologe)

Lungenfunktion messen

Für Asthma- und COPD-Patienten ist eine regelmäßige Messung ihrer Lungenfunktion sehr wichtig. Wer unter Asthma leidet, muss wissen, in welchem Zustand sich seine Atemwege gerade befinden – ob er ein großes Luftvolumen ebenso schnell und kräftig aus seiner Lunge herausblasen kann wie jemand, der nicht an einer Atemwegserkrankung leidet. Daher müssen Asthma-Patienten diese Untersuchung mit Hilfe eines Peak-Flow-Meters regelmäßig selbst zu Hause durchführen. In einer pneumologischen Facharztpraxis oder Klinik sind noch weitere, komplexere Lungenfunktionsuntersuchungen möglich. Die meisten Asthma-Patienten können in relativ gesundem Zustand ein hohes Alter erreichen, wenn sie vom Arzt richtig behandelt werden und sich um eine gesunde Lebensweise bemühen. Wenn Sie unter Asthma leiden, wird Ihr Arzt Ihnen sagen, was Sie tun sollen, wenn Ihre Lungenfunktion sich verschlechtert (was sich an Ihren

Asthma

Peak-Flow-Messungen ablesen lässt), denn dann muss die Dosis der Medikamente, die Sie inhalieren, dementsprechend angepasst werden.

Peak-Flow-Messung

Eine COPD ist schwieriger zu behandeln, denn dabei sind die Atemwege dauerhaft geschädigt, der Arzt kann also nicht mehr tun, als zu verhindern, dass die Schädigung weiter fortschreitet. Normalerweise lässt sich diese Erkrankung durch Inhalation bestimmter Medikamente und vernünftigen Einsatz von Antibiotika bei den – leider sehr häufig vorkommenden – Atemwegsinfektionen ganz gut unter Kontrolle halten, allerdings MUSS sich der Patient unbedingt an ein paar Spielregeln halten. Da über 90 Prozent aller COPD-Erkrankungen unmittelbar auf das Rauchen zurückzuführen sind, müssen die Patienten damit aufhören, sonst sind alle Bemühungen des Arztes und Pflegepersonals vergeblich.

Im Grunde genommen gilt für alle Patienten mit chronischen Erkrankungen dasselbe: Sie sollten verstehen, warum sie regelmäßig zu ihrem Facharzt oder in ihre Fachklinik kommen müssen, und auch die Gründe für ihre Behandlung kennen – und zwar in allen Einzelheiten. Ein Asthma-Patient sollte beispielsweise seine Peak-Flow-Werte kennen und wissen, ab welchem Wert er sich mit seinem Arzt in Verbindung setzen muss. Außerdem ist es für ihn gut zu wissen, warum er nicht rauchen darf, und sich auch darüber im Klaren zu sein, was passieren wird, falls er es doch tut. Und da so viele Ärzte, Therapeuten und Pflegekräfte ihre Zeit und ihre Fachkenntnisse in die Behandlung von Patienten mit Lungenerkrankungen investieren, sollten Sie dieses Fachpersonal nach Kräften durch kooperatives Verhalten unterstützen.

Regelmäßig zum Facharzt

## Der Diabetologe

Der Facharzt für Diabetes ist vielleicht derjenige, der die meisten Leben verlängert. Dabei geht es nicht nur darum, Ihren Blutzuckerspiegel im normalen Bereich zu halten. Neun von zehn Diabetikern haben diese Krankheit erst im Erwachsenenalter bekommen, und zwar hauptsächlich, weil sie übergewichtig wurden. Solche Menschen haben nicht nur einen zu hohen Blutzucker, sondern auch einen sehr hohen Cholesterinspiegel, und meistens ist auch ihr Blutdruck zu hoch. In der diabetologischen Facharztpraxis oder im Diabeteszentrum werden alle diese Werte regelmäßig kontrolliert. Wenn sie zu hoch sind, erhält der Patient eine entsprechende Behandlung. Übergewichtigen Patienten wird außerdem dringend empfohlen abzunehmen. Natürlich wissen die Mitarbeiter einer solchen Praxis oder Klinik, dass das alles nicht so einfach ist, deshalb erschöpft ihre Tätigkeit sich nicht darin, ihren Patienten einfach nur Rezepte auszustellen, sondern sie versuchen ihnen auch noch auf andere Weise zu helfen. Genau wie bei Asthma oder COPD ist es auch für solche Patienten wichtig, die Untersuchungen und ihre Werte genau zu verstehen.

Blutzucker- und Cholesterinspiegel

Was sollte ein Diabetiker über seine Werte wissen? Beginnen wir mit dem Blutzuckerspiegel. Normale Werte liegen zwischen 3 und 6 Millimol pro Liter (mmol/l), falls Ihr Blutzucker regelmäßig über 7,5 mmol/l liegt, ist er erhöht. Das gilt auch für den Langzeitblutzuckerwert, den HbA1c. Dieser Wert zeigt an, wie viel Zucker an Ihre roten Blutkörperchen gebunden ist, und sollte unter 5 liegen. Wenn er über 7 ansteigt, hatten Sie mehr als drei Monate lang zu viel Zucker im Blut – das heißt, Ihre Blutzuckereinstellung war nicht sehr gut. Außerdem sollten Sie Ihren Blutdruck kennen. Als Diabetiker müssen Sie besonders niedrige Blutdruckwerte haben. Wir streben bei Dia-

Blutzuckereinstellung

Blutdruckwerte

betikern einen Blutdruck von 120/80 mm Hg an, besser ist es, wenn er sogar noch ein bisschen niedriger liegt. Das schützt Ihre Nieren und Arterien vor der schädlichen Kombination von zu hohem Blutzucker und zu hohem Blutdruck. Wenn Sie solche niedrigen Blutdruckwerte dauerhaft erreichen, ist Ihr Risiko für Herzinfarkt, Schlaganfall, Niereninsuffizienz und Erblindung deutlich verringert. Schlecht eingestellte Diabetiker haben ein viel höheres Risiko für diese schweren Erkrankungen und für einen vorzeitigen Tod. Daher liegt es in Ihrem eigenen Interesse, sich an die Empfehlungen Ihres Diabetologen und seines Personals zu halten. Das können wir Ihnen leider nicht abnehmen, es liegt einzig und allein in Ihrer Verantwortung – wie können Ihnen lediglich dabei helfen.

Ernährung und Bewegung

Wenn Sie Diabetes haben, spielt Ihr Gewicht eine ebenso wichtige Rolle wie Ihr Blutdruck. Eine normale, gesunde Ernährung und regelmäßige Bewegung sind eine unabdingbare Voraussetzung, um überschüssige Pfunde zu verlieren. Bitte versuchen Sie sich nicht damit herauszureden, Sie könnten keinen Sport treiben. Es gibt viele Sportler, die an schwerem Diabetes leiden und sogar bei Fußballpokalspielen mitgewirkt und Olympia-Medaillen gewonnen haben. Ihr Diabetologe oder Diabetesberater wird ein körperliches Trainingsprogramm für Sie aufstellen, das Sie gut bewältigen können – Sie müssen sich nur daran halten.

## Bluthochdruck – bitte nicht auf die leichte Schulter nehmen!

Schlaganfall oder Nierenversagen

In den Sechzigerjahren des letzten Jahrhunderts starben noch viele Menschen in mittleren Jahren an Schlaganfall oder Nierenversagen – und das nur, weil ihr Bluthochdruck sich nicht unter Kontrolle bringen

Maligne Hypertonie

ließ. Jeder Arzt meiner Generation erinnert sich noch an die vielen jungen Männer und Frauen, die an maligner Hypertonie litten – einer besonders schweren Form von Bluthochdruck, die mit den damaligen Medikamenten nicht beherrschbar war. Diese Menschen starben meist schon mit über dreißig oder über vierzig an Herzversagen, Schlaganfall oder Niereninsuffizienz – eine Tragödie. Doch inzwischen gibt es glücklicherweise sehr viele Medikamente mit unterschiedlichen Wirkmechanismen zur Blutdrucksenkung, daher findet der Arzt immer eine Kombination von einem oder mehreren Arzneimitteln, um den Blutdruck zu normalisieren. Dieser Behandlungserfolg drückt sich auch in Zahlen aus: Inzwischen sterben nur noch knapp halb so viele Menschen unter 75 Jahren an einem Schlaganfall, und das ist eindeutig auf eine effektivere Blutdrucksenkung zurückzuführen.

Behandlungserfolg

Bei den meisten Menschen wird ein zu hoher Blutdruck rein zufällig festgestellt – zum Beispiel im Rahmen einer Routineuntersuchung oder ärztlichen Untersuchung für eine Lebensversicherung oder wenn der Frauenarzt den Blutdruck kontrolliert, bevor er seiner Patientin die Antibabypille oder eine Hormonersatztherapie verschreibt.

Egal auf welche Weise Ihr Bluthochdruck entdeckt wurde – ständig erhöhte Werte sind ein ernst zu nehmender Befund. Wer unter Bluthochdruck leidet, fühlt sich normalerweise nicht krank. Im Gegensatz zu einer weit verbreiteten Vorstellung verursacht er auch nur selten Kopfschmerzen. Also fühlen Sie sich mit Ihrem Bluthochdruck vielleicht pudelwohl – und trotzdem verschreibt der Arzt Ihnen blutdrucksenkende Tabletten. Oft kommt den Patienten das widersinnig vor, viele setzen ihre Pillen nach ein paar Wochen schon wieder ab, weil es ihnen lästig ist, sie zu nehmen, oder weil sie sich mit Medikamenten schlechter fühlen als ohne.

Blutdrucksenkende Tabletten

Aber das ist gefährlich, denn das erste spürbare Symptom, das Ihr Bluthochdruck verursacht, könnte ein Schlaganfall sein.

Symptom

### Risikofaktor Schlaganfall

Ein Drittel aller Patienten stirbt am ersten Schlaganfall, ein weiteres Drittel behält bleibende Behinderungen (Lähmungen und/oder Sprachschwierigkeiten) zurück und nur ein Drittel kann anschließend wieder ein normales Leben führen und ins Arbeitsleben zurückkehren. Die Nachwirkungen eines zweiten Schlaganfalls sind oft noch verheerender. Daher ist es bei Bluthochdruck wichtig, regelmäßig zu den von Ihrem Arzt empfohlenen Kontrolluntersuchungen zu gehen und Ihre Blutdruckwerte zu kennen. Hin und wieder wird der Arzt Ihnen auch Blut abnehmen, um Ihre Nierenfunktion und Ihren Flüssigkeits- und Elektrolythaushalt (zum Beispiel Kaliumkarbonat, Kaliumbikarbonat und Natrium) zu untersuchen. Diese Werte können in Abhängigkeit von den Medikamenten, die Sie einnehmen, variieren, und Sie sollten verstehen, warum Ihr Arzt sie misst. Wer unter Bluthochdruck leidet, muss normalerweise sein Leben lang blutdrucksenkende Mittel einnehmen und der Blutdruck sollte regelmäßig kontrolliert werden. Also kooperieren Sie in Ihrem eigenen Interesse mit Ihrem Arzt, indem Sie regelmäßig zu den erforderlichen Terminen kommen und Ihren Blutdruck (sofern der Arzt Ihnen dies empfiehlt) auch selbst messen!

Kontrolluntersuchungen

## Der Facharzt für Herz-Kreislauf-Erkrankungen (Kardiologe)

In Kapitel 3 dieses Buches habe ich die Gerinnungskontrolle erwähnt (S. 53 f.): Sie gehört zum Alltag eines jeden Hausarztes. Die meisten Ärzte haben Dut-

Gerinnungskontrolle

zende von Patienten, die wegen irgendeiner Herzerkrankung den Gerinnungshemmer Warfarin einnehmen müssen, um einer Bildung von Blutgerinnseln in ihren Arterien vorzubeugen. So erhalten beispielsweise Menschen mit bestimmten Herzrhythmusstörungen Warfarin, da sie ein erhöhtes Risiko für eine Gerinnselbildung im Herzen haben. Die häufigste dieser Rhythmusstörungen ist das Vorhofflimmern, das sich als unregelmäßiger Herzschlag äußert, die Diagnose wird per EKG bestätigt. Auch Menschen mit einer künstlichen Herzklappe und Patienten, bei denen ein Eingriff durchgeführt wurde, um arteriosklerotische Verengungen in den Herzkranzgefäßen zu beseitigen, müssen Warfarin einnehmen. Ich möchte auf diese verschiedenen Eingriffe hier nicht näher eingehen, falls Sie eine solche Behandlung hinter sich haben, werden Sie schon wissen, ob es sich um eine Bypass-Operation, Implantation von Stents oder Angioplastie, auch perkutane transluminale Angioplastie (PTA) genannt, das ist eine Gefäßerweiterung mittels Ballondilatation oder anderen Verfahren (Laser, Thrombektomiekatheter[11] usw.), gehandelt hat. In jedem Fall haben Sie anschließend wahrscheinlich Warfarin erhalten, um der Bildung neuer Gerinnsel an der Stelle des Eingriffs vorzubeugen.

Blutgerinnsel vorbeugen

Vorhofflimmern

Leider reagieren die Menschen individuell sehr verschieden auf Warfarin. Manche brauchen eine höhere, andere eine niedrigere Dosis, um genau den richtigen Mittelwert zwischen zu hoher Gerinnselbildungsgefahr und einem zu hohen Blutungsrisiko zu erreichen. Wir bestimmen bei solchen Patienten den INR-Wert (INR steht für »International Normalized Ratio«), der angibt, wie schnell ihr Blut im Vergleich zu einem normalen Standardwert gerinnt. Um eine Gerinnsel-

INR-Wert

[11] Katheter, der der Entfernung eines Thrombus aus einem befallenen Gefäß dient

bildung zu vermeiden, muss der INR über 1,9 liegen – um der Gefahr einer übermäßigen Blutung vorzubeugen, muss er sich in einem Bereich unter 3,5 bewegen. Daher müssen wir unseren Patienten oft (zweimal pro Woche bis einmal im Monat, je nachdem, wie stark ihr INR-Wert unserer Erfahrung nach schwankt) Blut abnehmen, um den INR-Wert zu messen. Wenn die Blutprobe ins Labor eingeschickt werden muss, erhalten wir das Ergebnis noch am selben Tag per Fax oder Telefon und sagen unseren Patienten dann, wie viel Warfarin sie bis zu ihrer nächsten Blutuntersuchung einnehmen sollen.

Gerinnungshemmer

Falls Sie Bedenken haben sollten, einen Gerinnungshemmer einzunehmen, besprechen Sie dieses Problem bitte mit Ihrem Arzt. Er wird Ihnen erklären, warum Sie dieses Medikament brauchen, und versuchen, Ihre Sorgen und Zweifel auszuräumen. Denken Sie daran: Auch wenn Ihnen die ständige Einnahme eines solchen Medikaments wahrscheinlich lästig ist (vor allem, weil dazu so viele Blutuntersuchungen notwendig sind) – es hat schon Tausende von Menschenleben gerettet und noch mehr Schlaganfälle verhindert. Gerade in einer solchen Situation ist eine gute Kooperation mit Ihrem Arzt wichtig!

Schlaganfall verhindern

Auch wenn Sie keinen Gerinnungshemmer einzunehmen brauchen, müssen Sie womöglich trotzdem regelmäßig zum Kardiologen gehen – vielleicht, weil Sie unter Angina pectoris oder Herzinsuffizienz leiden. Unter dem Begriff Angina pectoris versteht man Schmerzen in der Brust, die normalerweise bei körperlicher Belastung auftreten und oft Vorboten eines Herzinfarkts sind. Wenn Sie wegen Angina pectoris bei einem niedergelassenen Kardiologen oder in der kardiologischen Abteilung eines Krankenhauses in Behandlung sind, wird Ihr Arzt Ihnen eine realistische Prognose stellen können, wie hoch Ihr Risiko ist, in den nächsten zehn Jahren einen Herzinfarkt zu erlei-

Angina pectoris

den – natürlich nur unter der Voraussetzung, dass sich an Ihren Risikofaktoren nichts ändert. Bei dieser Risikoberechnung werden Alter, Rauchverhalten, Alkoholkonsum, Cholesterinspiegel und Blutdruck berücksichtigt. Das sind, wie seriöse Studien und Fachartikel gezeigt haben, die primären Einflussfaktoren, die sich auf das Herzinfarktrisiko auswirken. Zu den sekundären Risikofaktoren (die zwar auch einen gewissen, aber geringeren Einfluss haben) gehören Ihr Gewicht (Haben Sie mehr als zehn Prozent Übergewicht?) und das Ausmaß Ihrer körperlichen Aktivität (Betätigen Sie sich an mindestens drei Tagen pro Woche eine halbe Stunde lang körperlich so intensiv, dass Sie leicht ins Schwitzen geraten?).

Risikoberechnung

Falls Sie unter Angina pectoris leiden, erhalten Sie Medikamente zur Verbesserung des Blutflusses in den Herzkranzgefäßen, zur Senkung Ihres Blutdrucks und Ihres Cholesterinspiegels (falls diese Werte zu hoch sein sollten) und zur Schmerzlinderung. Der Arzt wird Ihnen empfehlen, stets eine Aspirin-Tablette (ich empfehle 300 mg) bei sich zu tragen, denn die Behandlung einer infarktverdächtigen Angina pectoris umfasst neben Sauerstoff und Heparin auch ASS, die Sie zerkauen und herunterschlucken sollen, falls ein Angina-pectoris-Anfall nicht abklingt, sobald Sie Ihre körperliche Aktivität beendet haben. So erhöhen sich Ihre Überlebenschancen bei einem Herzinfarkt, während Sie auf den Notarztwagen warten. Falls Sie rauchen, wird man Ihnen dringend raten, damit aufzuhören, und Ihnen auf Wunsch auch einen Raucherentwöhnungskurs oder einen Arzt empfehlen, der Ihnen dabei behilflich sein kann. Rauchen überschwemmt Ihre Arterien mit Kohlenmonoxid, Nikotin und unzähligen anderen schädlichen chemischen Substanzen, die Ihren Körper vergiften und die Entstehung von Arteriosklerose fördern, Sie begehen also wirklich Selbstmord auf Raten, wenn Sie nicht damit aufhören.

Aspirin

Raucherentwöhnungskurs

Ihr Kardiologe wird sich bei jedem Termin nach Häufigkeit und Schweregrad Ihrer Angina-pectoris-Anfälle erkundigen, Ihren Blutdruck messen, Ihren Cholesterinspiegel bestimmen und Sie auch nach Ihrem Körpergewicht fragen. Durch die heutige gute Betreuung und immer bessere medizinische Behandlung von Patienten mit Angina pectoris hat sich ihre Lebensqualität und Überlebensdauer deutlich verbessert.

Lebensqualität

Herzinsuffizienz

Manche Patienten sind wegen Herzinsuffizienz bei einem niedergelassenen Kardiologen, in einem Herzzentrum oder der kardiologischen Abteilung eines Krankenhauses in Behandlung. Bei einer Herzinsuffizienz (auch als Herzschwäche oder Pumpschwäche des Herzens bezeichnet) ist der Herzmuskel nicht stark genug, um die erforderliche Blutmenge durch den Körper zu pumpen. Oft sind solche Patienten rasch ermüdbar, leiden unter Kurzatmigkeit und geschwollenen Fußknöcheln oder Beinen, doch zum Glück gibt es heute verschiedene Medikamente zur Stärkung und Entlastung des Herzens. Sie werden mit einem der Leistungsfähigkeit des Herzens angepassten körperlichen Trainingsprogramm kombiniert, in schweren Fällen kann ein Herzschrittmacher oder notfalls auch eine Herztransplantation helfen. Liegt der Herzinsuffizienz ein angeborener oder erworbener Herzfehler (beispielsweise ein Herzklappenfehler) zugrunde, so kann dieser operativ (etwa durch Einsetzen einer künstlichen Herzklappe) beseitigt werden.

Stärkung und Entlastung

Neue Therapien

Dank neuer Therapien und Operationstechniken lässt eine Herzinsuffizienz sich heute viel wirksamer behandeln als noch vor einigen Jahren, was sich positiv auf die Lebensqualität und Lebenserwartung dieser Patienten auswirkt. Falls Sie also wegen einer Herzinsuffizienz in kardiologischer Behandlung sind, sollten Sie wissen, warum Sie bestimmte Medikamente einnehmen müssen und wie diese wirken – und darauf vertrauen, dass Sie in guten Händen sind. Falls Sie mehre-

Medikamentendosierer

re Medikamente (vielleicht auch zu unterschiedlichen Zeitpunkten) einnehmen müssen und dabei manchmal durcheinanderkommen, kann ein Medikamentendosierer (in der Apotheke erhältlich), in den die Tabletten für jeden Tag nach Einnahmezeitpunkten geordnet eingefüllt werden, Ihnen dabei helfen. Falls Sie sich das nicht selbst zutrauen, kann ein Verwandter, die Pflegekraft, Krankenschwester oder die Arzthelferin für Sie nach ärztlicher Anweisung einfüllen.

## Der Gynäkologe (Frauenarzt)

Der Frauenarzt, die Frauenklinik oder gynäkologische Abteilung eines Krankenhauses ist für die Behandlung von Erkrankungen der weiblichen Geschlechtsorgane und der Brust zuständig, auch Empfängnisverhütung, Fortpflanzungsmedizin und Hormonersatztherapie (HRT) bei Frauen mit Wechseljahrsbeschwerden fallen in ihren Zuständigkeitsbereich. Egal ob Sie die Antibabypille einnehmen oder eine HRT erhalten: Die Hormone können Auswirkungen auf Ihre Brüste, Ihre Gebärmutter oder Ihren Blutdruck haben, sodass regelmäßige Kontrolluntersuchungen erforderlich sind. Manche Frauen reagieren auf eine Hormontherapie mit einem Blutdruckanstieg, daher sollte der Blutdruck bei jedem Besuch gemessen werden. Falls er ansteigt, müssen Sie entweder auf ein anderes Hormonpräparat umsteigen oder aber die Hormontherapie ganz absetzen. Man wird Ihnen auch empfehlen, Ihre Brüste regelmäßig selbst zu untersuchen, denn manchen Studien zufolge geht die Einnahme der Antibabypille mit einem leicht erhöhten Brustkrebsrisiko einher. Vielleicht wird der Arzt Ihnen auch raten, regelmäßig eine Mammografie durchführen zu lassen.

Hormone

Brustkrebsrisiko

Falls Sie eine Pille mit weiblichen Geschlechtshormonen zur Empfängnisverhütung oder zur Linderung von Wechseljahrsbeschwerden einnehmen, wird man Ihnen auch dringend empfehlen, nicht zu rauchen. Denn durch die Kombination von Zigarettenkonsum und künstlich zugeführten weiblichen Sexualhormonen steigt das Thromboserisiko steil an, und damit erhöht sich auch das Risiko für Lungenembolien (ein Gerinnsel von einer Venenthrombose wird mit dem Blutstrom in die Lunge verschleppt und verstopft dort eine Lungenarterie) oder Schlaganfällen (ein Blutgerinnsel wird aus dem linken Herzen oder aus einer Halsschlagader ins Gehirn geschwemmt). Im Alter von über 35 Jahren erhöht sich dieses Risiko noch drastischer, daher verschreiben Ärzte Raucherinnen über 35 im Allgemeinen weder die Antibabypille noch eine Hormonersatztherapie. Leider rauchen heutzutage immer mehr junge Frauen – trotz der Aufklärungskampagnen in den Medien und der dick aufgedruckten Warnhinweise auf den Zigarettenschachteln. Falls Sie mit dem Rauchen aufhören möchten, kann Ihr Arzt Ihnen einen Raucherentwöhnungskurs oder einen ärztlichen Kollegen empfehlen, der in der Betreuung rauchentwöhnungswilliger Patienten Erfahrung hat.

Nicht rauchen

Erhöhtes Risiko über 35

Selbst wenn Sie das Gefühl haben, Ihre Antibabypille oder Hormonersatztherapie gut zu vertragen, sollten Sie die empfohlenen Untersuchungstermine bei Ihrem Gynäkologen oder in Ihrer Frauenklinik gewissenhaft wahrnehmen. Die Zeitabstände zwischen diesen Kontrolluntersuchungen sind so gewählt, dass die besten Chancen bestehen, mögliche Probleme frühzeitig zu entdecken, noch ehe Sie selbst etwas davon spüren (von einem steigenden Blutdruck merkt man normalerweise nichts und einen kleinen Knoten in der Brust spürt man vielleicht auch nicht). Wenn Sie solche Termine immer wieder verschieben, weil Sie keine Zeit haben, tun Sie sich damit möglicherweise keinen Gefallen. Und wenn Sie immer wieder um ein Wiederho-

Untersuchungstermine wahrnehmen

lungsrezept bitten, obwohl Sie eigentlich schon längst zur Kontrolluntersuchung hätten kommen sollen, werden Sie von der Arzthelferin mit Sicherheit zu hören bekommen, dass Sie erst einmal zu Ihrem Kontrolltermin zum Gynäkologen oder in die Frauenklinik kommen sollten, ehe Ihr Arzt Ihnen ein weiteres Rezept ausstellen kann. Bitte verstehen Sie das nicht falsch: Der Arzt will Sie damit nicht ärgern, sondern tut lediglich seine Pflicht.

## Verzichten Sie nicht auf den Pap-Abstrich

Gebärmutterhalskrebs

Der Pap-Abstrich zur Früherkennung von Gebärmutterhalskrebs, benannt nach George Nicolas Papanicolaou, einem griechischen Arzt und Pathologen, ist ein weiteres Beispiel für eine Vorsorgeuntersuchung, der Sie sich regelmäßig unterziehen sollten. Seit den Siebzigerjahren des 20. Jahrhunderts, als solche Abstriche erstmals durchgeführt wurden, haben wir eine Menge über die Entstehung dieser Krebsart gelernt. Inzwischen weiß man, dass er durch eine Infektion mit dem Papilloma-Virus (normalerweise im Teenageralter) entsteht. Dieses Virus ruft Papillome (Warzen) am Gebärmutterhals hervor und wird durch Geschlechtsverkehr übertragen. Je eher ein junges Mädchen beginnt, Geschlechtsverkehr zu haben, und je mehr Sexualpartner sie in jungen Jahren hat, umso höher ist ihr Risiko, später Gebärmutterhalskrebs zu entwickeln. Das soll natürlich kein Werturteil bedeuten (Ärzte dürfen niemals Werturteile über das Verhalten ihrer Patienten fällen), aber wir wissen, dass das Krebsrisiko dadurch ansteigt.

Papilloma-Virus

Glücklicherweise kann man diese Krebsart durch regelmäßige Gebärmutterhalsabstriche bereits im Frühstadium erkennen. Die Ergebnisse dieses Abstrichs werden in fünf verschiedene Stadien (teilweise mit Un-

Im Frühstadium erkennen

terstadien) eingeteilt: Die ersten beiden Stadien sind kein Grund für weitere Untersuchungen, in höheren Stadien (ab Stadium III) sind weiterführende Untersuchungen oder auch Behandlungen erforderlich. Doch selbst wenn ein Gebärmutterhalskrebs erst in einem fortgeschrittenen Stadium entdeckt wird, ist er normalerweise heilbar, solange sich noch keine Tochtergeschwülste in den Lymphknoten gebildet haben. Es dauert Jahre, bis der Krebs sich zu einem lebensbedrohlichen Tumor entwickelt. Daher lässt Gebärmutterhalskrebs sich durch regelmäßige Abstriche fast immer erkennen, ehe er ein solches Stadium erreicht hat oder Beschwerden wie Blutungen, Ausfluss und Schmerzen verursacht. Denn wenn erst einmal solche Symptome auftreten, ist es für eine vollständige Heilung häufig zu spät.

Fünf verschiedene Stadien

Wenn Sie also eine sexuell aktive Frau sind, sollten Sie regelmäßig einen Pap-Abstrich durchführen lassen. Ihr Arzt wird Ihnen sagen, wie oft. Aber machen Sie sich bitte keine Sorgen, wenn er Sie bittet, eher als erwartet zu einem erneuten Termin in die Praxis oder Klinik zu kommen, vielleicht war das Ergebnis der Untersuchung einfach nur unklar oder Sie leiden an einer Infektion, die behandelt werden muss. Ignorieren Sie einen solchen Brief oder Anruf auf gar keinen Fall – vielleicht setzen Sie damit Ihre Gesundheit aufs Spiel.

Regelmäßiger Pap-Abstrich

## Der Androloge (Männerarzt)

Männer gehen normalerweise viel nachlässiger mit ihrer Gesundheit um als Frauen und neigen eher dazu, Aufforderungen zu Vorsorgeuntersuchungen zu ignorieren. Entweder sie haben keine Zeit oder sie halten solche Untersuchungen für unnötig und fühlen sich zu wohl, um krank zu sein. Dabei bräuchten Männer sol-

Aufforderung ignorieren

che regelmäßigen Gesundheitschecks eigentlich viel dringender als Frauen. Schließlich sterben wir Männer im Durchschnitt fünf Jahre eher als Frauen! Das hängt damit zusammen, dass wir ein Y-Chromosom haben, das kaum nützliche oder lebensverlängernde Gene aufweist – mit Ausnahme der Gene, denen wir unsere Geschlechtsteile verdanken. Frauen dagegen sind im glücklichen Besitz zweier X-Chromosomen und damit gegen eine ganze Reihe von Erkrankungen besser geschützt.

Y-Chromosomen

Wenn Sie sich einmal die Todesstatistiken anschauen, werden Sie feststellen, dass Männer ab dem 40. und 50. Lebensjahr deutlich häufiger an Herz-Kreislauf-Erkrankungen sterben, während diese Zahl bei Frauen erst ab dem 60. Lebensjahr ansteigt. Wenn wir Männer im Durchschnitt früher das Zeitliche segnen als Frauen, brauchen wir also schon ein bisschen ärztliche Hilfe, um diesen Unterschied auszugleichen. Ein sinnvoller Weg dazu besteht darin, uns ab dem 50. Lebensjahr regelmäßig vom Arzt durchchecken zu lassen, falls in unserer engeren Verwandtschaft mehrere Männer vorzeitig an einer Herz-Kreislauf-Erkrankung gestorben sind, sind solche Untersuchungen sogar schon ab dem 40. Lebensjahr angezeigt.

Durchchecken lassen

## Was erwartet Sie beim Männerarzt oder in einer Männerklinik?

Zunächst einmal wird Ihre Anamnese erhoben und eine kurze Untersuchung von Herz, Lungen und Bauchraum durchgeführt. Außerdem wird Ihr Gewicht und Ihre Körpergröße bestimmt und Ihr Taillenumfang gemessen, um festzustellen, ob Sie Übergewicht haben, und wenn ja, wie viel. Anhand von Körpergröße und -gewicht lässt sich nämlich der Body-Mass-Index (BMI) errechnen, und zwar nach der Formel: Körper-

Body-Mass-Index

gewicht in Kilogramm durch Körpergröße in Metern im Quadrat. Der Normbereich liegt zwischen 19 (schlank) und 25 (etwas untersetzt). Bei einem BMI von 25 bis 30 ist man leicht übergewichtig, ab einem BMI von 30 krankhaft übergewichtig (fettleibig). Wenn der BMI unter 18 liegt, ist man zu dünn.

Normbereich 19–25

Bei sehr muskulösen Menschen stimmt der BMI allerdings nicht: Mitglieder eines internationalen Rugby-Teams würden alle fälschlicherweise als krankhaft übergewichtig eingestuft werden, obwohl sie kein Gramm überschüssiges Fett haben. Daher gibt es seit einiger Zeit zusätzlich auch noch ein sehr einfaches Maß für Übergewicht: den Taillenumfang. Wenn er über 99 cm (bei Männern) bzw. 91 cm (bei Frauen) liegt, sollte man ein bisschen abnehmen. Menschen, bei denen das Fett vor allem im Bauchbereich sitzt, nennt man Apfeltypen, hat sich das Fett eher rund um die Hüften angesetzt, spricht man vom Birnentyp. Apfeltypen sind anfälliger für Herz-Kreislauf-Erkrankungen als Birnentypen, wenn Sie also diesem Typus angehören, sollten Sie sich selbst und Ihrem Arzt das Leben erleichtern, indem Sie ein paar überflüssige Pfunde verlieren!

Taillenumfang

Der Arzt wird auch Herzrhythmus und Herzfrequenz untersuchen und Ihren Blutdruck messen. Normalerweise führt er auch eine rektale Untersuchung der Prostata durch und nimmt Ihnen Blut für ein großes Blutbild ab. Dabei werden Aussehen und Anzahl Ihrer verschiedenen Blutbestandteile bestimmt: rote Blutkörperchen, die Sauerstoff im Körper transportieren, weiße Blutkörperchen, die bei der Abwehr von Infektionen und anderen Erkrankungen eine wichtige Rolle spielen, und Blutplättchen, die für eine normale Blutgerinnung unerlässlich sind.

Blutbild

Es gibt auch noch weitere Blutuntersuchungen, an denen der Arzt Leber- und Nierenfunktion, Blutfettwerte (beispielsweise Cholesterin) und eine gestörte Glukosetoleranz (Diabetes-Vorstufe) oder auch einen bereits bestehenden Diabetes ablesen kann. Von einem Typ-2-Diabetes, der sich normalerweise erst im Erwachsenenalter entwickelt, spürt man anfangs nichts, bei vielen Typ-2-Diabetikern wird diese Erkrankung nur durch Zufall oder aber erst dann diagnostiziert, wenn sich erste Symptome zeigen. Und je länger der Diabetes undiagnostiziert und unbehandelt bleibt, umso mehr Schäden kann er im Organismus anrichten.

Typ-2-Diabetes

Ihr Blut wird auch auf Marker einer chronischen Entzündung (C-reaktives Protein) und der Prostataaktivität (das ist der bereits erwähnte PSA-Wert) sowie auf Anomalien des Immunsystems untersucht.

Solche Tests bringen manchmal auch Erkenntnisse über Ihre Lebensweise an den Tag, die Sie vielleicht überraschen werden. Wenn beispielsweise Ihre roten Blutkörperchen überdurchschnittlich groß sind und die Untersuchung Ihrer Leberwerte einen Anstieg des Enzyms Gamma-GT ergibt (die Abkürzung GT steht nicht für Gin-Tonic, sondern für Glutamyltransferase), haben Sie über einen längeren Zeitraum zu viel getrunken und sollten Ihren Alkoholkonsum reduzieren oder ganz damit aufhören. Wenn Sie behaupten, nicht zu rauchen, wir aber den Verdacht haben, dass Sie es doch tun, können wir das anhand Ihres Cotininspiegels feststellen. Cotinin ist ein Abbauprodukt des Nikotins. Der Cotininspiegel verrät sogar, wie viel Passivrauch Sie zu Hause oder bei der Arbeit inhalieren.

Rote Blutkörperchen

Cotininspiegel

Sie sehen – die Untersuchung beim Männerarzt verrät sehr viel über Sie. Wir untersuchen Sie aber nicht, weil wir – wie die Polizei – »Beweise« gegen Sie in der Hand haben wollen, sondern um Ihnen erklären zu können, wie Ihr Gesundheitszustand zum Zeitpunkt der Untersuchung ist und was Sie tun sollten, um Problemen, die in Zukunft auf Sie zukommen könnten, vorzubeugen.

Viele Männer betrachten eine solche eingehende Untersuchung im Nachhinein als entscheidenden Wendepunkt in ihrem Leben. Oft zeigen sich darin Aspekte Ihrer Gesundheit und Ihrer Lebensweise, von denen Sie eigentlich nichts wissen wollen, über die Sie sich insgeheim aber vielleicht doch Sorgen gemacht haben. Solche Untersuchungsergebnisse und die anschließende Besprechung mit dem Arzt sind tatsächlich ein entscheidender Punkt in Ihrem Leben. Werden Sie die Ratschläge Ihres Arztes zur Änderung Ihrer Lebensweise beherzigen oder »weiterwursteln« wie bisher? Nach meiner Erfahrung sind die meisten Menschen, die sich zu einer solchen Untersuchung aufraffen, auch sehr motiviert und fest entschlossen, die notwendigen Veränderungen in ihrem Leben durchzuführen. Für uns Ärzte wäre es eher wichtig, die anderen Männer zu überzeugen, die solche Vorsorgeuntersuchungsangebote nicht annehmen. Gesundheitsratgeber wie dieser hier werden eher von Frauen als von Männern gekauft, falls Sie also einen Partner haben, der sich weigert, zu seinen Gesundheitschecks zu gehen, geben Sie ihm dieses Kapitel zu lesen. Denn es ist das wichtigste Kapitel in diesem Buch für Männer über vierzig, die noch keine Herz-Kreislauf-Probleme haben.

Wendepunkt im Leben

Männer über vierzig

## Rauchen und Alkohol

Wenn Sie gesund bleiben möchten, ist es sehr wichtig, mit dem Rauchen aufzuhören und Alkohol nur in Maßen zu trinken. Falls Sie bereits wegen einer chronischen Erkrankung in ärztlicher Behandlung sind, ist es noch dringender notwendig, Ihren Nikotin- und Alkoholkonsum unter Kontrolle zu bekommen – es könnte Ihnen vielleicht sogar das Leben retten. Daher habe ich diesem Thema das nächste Kapitel gewidmet.

Gesund bleiben

# 7 Rauchen und Alkohol: ein wichtiges Thema

Motivation

Ärztliche Untersuchung

Die meisten Ärzte empfehlen Patienten, denen es schwerfällt, aus eigener Kraft mit dem Rauchen aufzuhören, einen Kurs zur Raucherentwöhnung. Außerdem gibt es Ärzte, die Erfahrung darin haben, Menschen bei der Raucher- und Alkoholentwöhnung zu begleiten und zu unterstützen. Doch um den Willen und die Motivation dazu aufzubringen, müssen Sie zunächst einmal verstehen, was diese beiden Drogen in Ihrem Körper anrichten. Deshalb fasse ich in diesem Kapitel all das zusammen, was ich meinen Patienten, die mit dem Rauchen oder Trinken aufhören möchten, auch immer erzähle. Denn wenn wir als Ärzte uns viel Zeit nehmen, um unseren Patienten zu erklären, was im Körper von Rauchern und Menschen, die zu viel trinken, passiert, erreichen wir damit viel mehr, als wenn wir nur ein paar allgemeine Warnungen und Ermahnungen aussprechen. Als Raucher tun Sie sicherlich gut daran, sich zu einem Entwöhnungskurs anzumelden oder anderweitig ärztliche Unterstützung zu suchen.

## Warum Sie das Rauchen sein lassen sollten

In Schottland ist das Rauchen in öffentlichen Bereichen bereits seit 2006 verboten, in Deutschland geschah dies teilweise erst zwischen 2006 und 2008, so an den Schulen Sachsens und Rheinland-Pfalz generell erst 2008. In dieser Zeit zeigten erste wissenschaftliche Untersuchungen bereits, dass Barkeeper und Angehörige anderer Berufsgruppen, die in Räumlichkeiten arbeiteten, wo nicht geraucht wurde, eine deutlich bessere Lungenfunktion hatten. Nun, da sie nicht mehr länger den Rauch anderer Leute einatmen müssen, sind ihre Lungen viel funktionsfähiger, sie nehmen mehr Sauerstoff auf und haben weniger Cotinin im Blut (siehe »Der Androloge«, Seite 89 ff.). Und sie fühlen sich auch gleich viel wohler. Vor allem aber sind sie froh darüber, jetzt ein niedrigeres Risiko für Lungenkrebs und COPD zu haben.

Wissenschaftliche Untersuchungen

Wenn sich solche Verbesserungen innerhalb eines knappen Jahres in Schottland erreichen ließen, straft das die Behauptungen der Tabakhersteller und ihrer Lobbygruppen Lügen, dass die Risiken des Tabakrauchens immer wieder übertrieben werden. Die neuesten Zahlen zeigen eher, dass diese Risiken offenbar unterschätzt worden sind!

Falls Sie trotzdem immer noch nicht überzeugt sind, hier ein paar Fakten, die Sie vielleicht dazu motivieren werden, Ihren Entschluss zur Raucherentwöhnung endlich in die Tat umzusetzen.

Fakten

## Die wichtigsten Gründe gegen das Rauchen

Rauchen verkürzt die Lebenserwartung – egal wie gesund Sie sind. Es erhöht das Herzinfarkt- und Schlaganfallrisiko drastisch und ist die Hauptursache für Lungen-, Mund-, Rachen-, Nieren- und Blasenkrebs.

Verkürzte Lebenserwartung

Warum ist Rauchen so schädlich? Tabakrauch enthält Kohlenmonoxid und Nikotin. Ersteres vergiftet die roten Blutkörperchen, sodass sie nicht mehr so viel lebensnotwendigen Sauerstoff aufnehmen und an Orga-

Sauerstoffversorgung

ne und Gewebe abgeben können. Unter dieser Sauerstoffunterversorgung leidet natürlich auch der Herzmuskel. (Bei jemandem, der 20 Zigaretten pro Tag raucht, sind fast 20 Prozent aller roten Blutkörperchen mit Kohlenmonoxid statt mit Sauerstoff besetzt!) Außerdem sind durch Kohlenmonoxid geschädigte rote Blutkörperchen auch starrer und weniger beweglich als bei Nichtrauchern, sodass sie nicht mehr so gut durch die kleinsten Blutgefäße hindurchgelangen. Und nicht zuletzt schädigt Kohlenmonoxid auch direkt den Herzmuskel, sodass er sich nicht mehr richtig zusammenziehen kann – also eine doppelte Belastung, die ein Herz, das vielleicht bereits gegen verengte Arterien anpumpen muss, nur schwer verkraften kann.

Verlangsamter Blutfluss

Nikotin führt dazu, dass die kleinen Arterien sich verengen, sodass der Blutfluss durch diese Gefäße sich verlangsamt. Außerdem erhöht es den Cholesterinspiegel, verdickt das Blut und schädigt die Blutgefäßwände. Nikotin und Kohlenmonoxid fördern die Blutgerinnselbildung und erhöhen damit das Risiko eines Herzinfarkts oder Schlaganfalls um ein Vielfaches.

Teer

Denkt man sich dann noch den Teer dazu, der sich beim Inhalieren von Zigarettenrauch in den Lungen ablagert und die Fähigkeit der roten Blutkörperchen zur Sauerstoffaufnahme noch weiter einschränkt, sowie die Narben und sonstigen Lungenschädigungen, die zu chronischer Bronchitis und oft auch zu Krebs führen, so ist das Erfolgsrezept für eine gesundheitliche Katastrophe perfekt.

Hier ein paar ungeschminkte Wahrheiten über das Rauchen.

> ⓘ Wenn diese Fakten Sie allerdings noch nicht davon überzeugt haben, die Finger vom Glimmstängel zu lassen, brauchen Sie dieses Buch eigentlich gar nicht mehr weiterzulesen – denn natürlich kann Ihr Arzt nicht so viel für Sie tun, wie er gerne möchte, wenn Sie sich Ihre Gesundheit weiterhin selbst ruinieren.

## Sehr hohe tödliche Herzinfarktrate

Rauchen verursacht mehr tödliche Herzinfarkte als tödliche Lungenkrebs- und Bronchitiserkrankungen. Raucher haben ein doppelt bis dreimal so hohes Risiko, einen tödlichen Herzinfarkt zu erleiden, wie Nichtraucher. Das Risiko steigt mit der Anzahl der gerauchten Zigaretten und vervielfacht sich, wenn man bereits zu hohe Cholesterinwerte hat.

Hohes Herzinfarktrisiko

Männer unter 45, die 25 oder mehr Zigaretten pro Tag rauchen, haben ein zehn- bis fünfzehnmal höheres Risiko, an einem Herzinfarkt zu sterben, als gleichaltrige Nichtraucher.

Etwa 40 Prozent aller starken Raucher sterben vor dem 65. Lebensjahr. Viele Raucher, die das Alter von 65 Jahren erreichen, leiden an chronischer Bronchitis, Angina pectoris und Herzinsuffizienz oder müssen sich ein Bein amputieren lassen – und das alles nur, weil sie geraucht haben. Hohe Blutfettwerte (die wichtigsten sind Cholesterin und Triglyzeride) verschlimmern diese Risiken des Rauchens noch. Nur 10 Prozent aller Raucher erreichen in einigermaßen gesundem Zustand das 75. Lebensjahr. Die meisten Nichtraucher dagegen werden in gutem Gesundheitszustand 75 Jahre alt.

Hohe Blutfettwerte

In Großbritannien sind 40 Prozent aller Krebstode auf Lungenkrebs zurückzuführen, der bei Nichtrauchern nur sehr selten vorkommt. Von 441 männlichen britischen Ärzten, die an Lungenkrebs starben, hatten nur sieben in ihrem Leben niemals geraucht. Nur einer

Lungenkrebs

von 60 Nichtrauchern (zum Vergleich: einer von sechs starken Rauchern) erkrankt an Lungenkrebs! In Deutschland liegt das Bronchialkarzinom als Todesursache bei den Krebssterbefällen auf Platz 1. Weltweit ist es beim Mann die häufigste Krebsart, in Deutschland die dritthäufigste nach dem Prostatakarzinom auf Platz 1 und dem kolorektalen Karzinom als häufigster Darmkrebsart auf Platz 2. An erster Stelle der Ursachen steht das Rauchen.

Andere Krebsarten

Auch viele andere Krebsarten kommen bei Rauchern häufiger vor, zum Beispiel Zungen-, Rachen-, Kehlkopf-, Bauchspeicheldrüsen-, Nieren-, Blasen- und Gebärmutterhalskrebs.

> ℹ Schon allein die Tatsache, dass Sie dieses Buch lesen, zeigt, dass Sie ein intelligenter, gesundheitsbewusster Mensch sind. Wenn Sie mit dem Lesen bis hierher gekommen sind, sollte Ihnen eigentlich klar sein, dass es vernünftig ist, mit dem Rauchen aufzuhören. Aber das ist sehr schwierig, und viele Menschen, die es bisher noch nicht geschafft haben, finden hundert Entschuldigungen dafür.

## Die beliebtesten Ausreden gegen das Aufhören

Hier ein paar der Ausreden, die jeder Arzt schon unzählige Male gehört hat, und meine Gegenargumente dazu. Bitte lesen Sie diesen Abschnitt lieber erst einmal in Ruhe durch, ehe Sie diese Argumente im Gespräch mit Ihrem Arzt anführen.

✣ ***Vater/Großvater hat 20 Zigaretten pro Tag geraucht und ist trotzdem 75 Jahre alt geworden.***

Jeder kennt solche Fälle, doch nur allzu gern vergisst man darüber die vielen anderen Raucher, die vorzeitig gestorben sind. Ihre Chancen, zu den wenigen glücklichen Menschen zu gehören, die trotz Zigarettenkonsums ein hohes Alter erreichen, sind nicht sehr hoch!

✤ ***Auch Nichtraucher können einen Herzinfarkt bekommen.***
Das stimmt. Es gibt auch andere Ursachen für einen Herzinfarkt, doch 70 Prozent aller Menschen unter 65, die mit einem Herzinfarkt ins Krankenhaus eingeliefert werden, und 91 Prozent aller Patienten mit Angina pectoris, die sich einem Eingriff zur Aufdehnung ihrer verengten Herzkranzgefäße unterziehen müssen, sind Raucher.

✤ ***Ich finde, dass man in allen Dingen Maß halten sollte. Deshalb rauche ich auch nur mäßig. Ein paar Zigaretten am Tag können doch nicht schaden!***
Das ist Unsinn. Schließlich akzeptieren wir die Philosophie des Maßhaltens ja auch nicht bei Raubüberfällen, waghalsigen Überholmanövern oder Asbest-Exposition (die übrigens weniger tödliche Lungenkrebserkrankungen verursacht als das Rauchen). Männer in jüngeren Jahren, die nur in Maßen rauchen, haben trotz ihres maßvollen Nikotinkonsums ein viel höheres Herzinfarktrisiko als gleichaltrige Nichtraucher.

✤ ***Ich kann versuchen, weniger zu rauchen – aber ganz aufzuhören, das schaffe ich nicht.***
Das Einschränken des Rauchens wird Ihnen nicht viel nützen. Leute, die weniger rauchen, inhalieren normalerweise öfter und tiefer und lassen kürzere Zigarettenstummel übrig, sodass sie am Ende genauso viel Nikotin und Kohlendioxid aufnehmen. Es führt kein Weg daran vorbei: Sie müssen sich das Rauchen ganz abgewöhnen!

✤ ***Das Risiko, von einem Auto überfahren zu werden, ist genauso groß wie die Gefahr, am Rauchen zu sterben.***
In Großbritannien sterben jeden Tag ungefähr 15 Leute im Straßenverkehr. Dagegen sind 100 Todesfälle pro Tag auf Lungenkrebs, 100 Todesfälle auf chronische Bronchitis und weitere 100 Todesfälle auf Herzinfarkte zurückzuführen – und fast alle diese Todesfälle gehen auf das Konto des Rauchens. Von 1000 jungen Männern, die rauchen, wird im Durchschnitt einer ermordet, sechs sterben im Straßenverkehr, und 250 fallen ihrem Zigarettenkonsum zum Opfer. Rauchende Diabetiker und Diabetikerinnen haben ein noch höheres Risiko. In Deutschland gehen 40 % aller Krebstodesfälle, also Zehntausende von Toten pro Jahr, auf das Konto des Rauchens, also mehrere Dutzend pro Tag, die Bronchitis- und Herzinfarktfälle noch gar nicht mitgerechnet, beim Straßenverkehr sterben dagegen nur 4500 Menschen im Jahr oder etwa 1 Dutzend pro Tag.

✤ ***An irgendetwas muss man schließlich sterben.***
Meiner Erfahrung nach sagen das nur gesunde Leute. Nach dem ersten Herzinfarkt, Schlaganfall oder Husten mit blutigem Auswurf sagt es keiner mehr.

✤ ***Ich will sowieso nicht alt werden.***
Mit zunehmendem Alter ändert sich auch unsere Definition dessen, was wir als alt empfinden. Die meisten Menschen möchten gerne lange leben – aber ohne die Unannehmlichkeiten, die das Alter mit sich bringt. Wenn wir beim Älterwerden auf unsere Gesundheit achten, haben wir zumindest alles dafür getan, was wir können, um unser Alter unbeschwert genießen zu können.

✤ ***Ich möchte lieber an einem Herzinfarkt sterben als an etwas anderem.***
Die meisten Leute wünschen sich einen schnellen Tod, doch viele Herzinfarktopfer lassen einen trauernden Partner oder eine trauernde Partnerin zurück, der/die erst Anfang fünfzig ist und somit noch 30 Jahre allein weiterleben muss. Wollen Sie das wirklich?

✤ ***Die meisten Herzinfarkte sind auf Stress zurückzuführen und nicht auf das Rauchen.***
Das stimmt nicht! Stress lässt sich nur schwer messen, und es ist sehr schwierig, einen Zusammenhang zwischen Stressbelastung und der Herzinfarktrate herzustellen. Und außerdem: Mit Stress werden Sie ohnehin zu kämpfen haben – egal, ob Sie rauchen oder nicht. Das Rauchen ist also eine zusätzliche Belastung, die auf jeden Fall alles nur noch schlimmer macht und Ihren Stress nicht lindert.

✤ ***Sobald es mir schlecht geht, werde ich mit dem Rauchen aufhören.***
Daran wäre ja eigentlich nichts auszusetzen – aber leider ist das erste Krankheitssymptom, das Raucher spüren, häufig ein Herzinfarkt, und daran stirbt über ein Drittel aller Patienten bereits in den ersten vier Stunden. Wenn es erst einmal so weit kommt, ist es also für viele Leute eindeutig zu spät, um sich das Rauchen abzugewöhnen!

✤ ***Wenn ich mit dem Rauchen aufhöre, nehme ich zu.***
Wahrscheinlich werden Sie tatsächlich ein bisschen zunehmen, weil dann Ihr Appetit zurückkehrt und Ihr Geschmackssinn zu neuem Leben erwacht, sodass Sie das, was Sie essen, wieder schmecken können. Doch wenn Sie die Ratschläge Ihres Arztes befolgen und Ihre Ernährungsgewohnheiten ändern, um Ihre Blutfettwerte zu senken, werden Sie mit Sicherheit abnehmen,

sodass sich das dann wieder ausgleicht. Auf jeden Fall wiegen die gesundheitlichen Vorteile eines Rauchstopps bei weitem schwerer als die paar überflüssigen Pfunde, die Sie danach vielleicht ansetzen.

✤ ***Ich rauche gern und möchte es nicht aufgeben.***
Stimmt das wirklich? Ist es nicht einfach nur eine Ausrede, weil Sie es nicht schaffen aufzuhören? Fragen Sie sich einmal, was denn am Rauchen eigentlich so genussvoll ist und versuchen Sie sich eine ehrliche Antwort darauf zu geben.

✤ ***Zigaretten beruhigen meine Nerven. Wenn ich mir das Rauchen abgewöhne, werde ich wahrscheinlich Beruhigungsmittel brauchen.***
Das Rauchen ist eine Ablenkung und befriedigt den Saugreflex, so wie der Schnuller eines Babys, aber er löst keine Probleme und beseitigt auch keine Stressursachen. Im Gegenteil: Es macht alles nur noch schlimmer, weil es zusätzlich zum Stress Ihrer Gesundheit schadet. Und wenn sich dann bei Ihnen die ersten Symptome zeigen, wie beispielsweise der allmorgendliche Raucherhusten, werden Sie sich vielleicht doch Sorgen machen und dadurch noch mehr Stress bekommen.

✤ ***Ich werde auf Pfeife oder Zigarre umsteigen – das ist weniger schädlich.***
Lebenslange Pfeifen- und Zigarrenraucher haben zwar ein weniger hohes Herzinfarktrisiko, aber dafür ein fünfmal so hohes Lungenkrebsrisiko und ein zehnmal so hohes Risiko für chronische Bronchitis wie Nichtraucher. Und Zigarettenraucher, die nachträglich auf Pfeife oder Zigarre umsteigen, müssen weiterhin mit einem hohen Herzinfarktrisiko leben – wahrscheinlich, weil sie inhalieren.

✤ ***Ich rauche nun schon seit 30 Jahren, jetzt ist es zu spät, um aufzuhören.***
Egal, wann Sie aufhören – es ist niemals zu spät! Das Risiko eines plötzlichen Herzinfarkttodes sinkt nach der Raucherentwöhnung sehr rasch, selbst wenn man vorher sein Leben lang geraucht hat. Und wenn man nach dem ersten Herzinfarkt aufhört, halbiert sich das Risiko, einen zweiten Infarkt zu erleiden. Bis das Lungenkrebsrisiko sinkt, dauert es zwar etwas länger, doch auch dieses Risiko reduziert sich im Lauf der nächsten 15 Jahre um 80 Prozent, egal, wie lange Sie vorher geraucht haben.

✤ ***Ich schaffe es einfach nicht aufzuhören. Ich habe schon alles Mögliche versucht, aber es funktioniert alles nicht.***
Sich das Rauchen abzugewöhnen ist nicht einfach. Man muss es schon wirklich wollen. Diese Willensanstrengung müssen Sie selbst aufbringen, keiner kann sie Ihnen abnehmen. Dafür brauchen Sie Motivation. Auf den nächsten Seiten erkläre ich Ihnen, wie man diese Motivation aufbringt.

## Wie man sich das Rauchen abgewöhnt

Sie müssen zuallererst den richtigen Grund finden, der Sie so sehr motiviert, dass Sie wirklich bereit sind, mit dem Rauchen aufzuhören. Falls Sie bereits an einer Erkrankung leiden, die durch das Rauchen verursacht oder zumindest mitverursacht wurde, wird es wahrscheinlich Ihr Hauptmotiv sein, dass Sie sich wieder wohler fühlen und länger leben möchten. Das sollte eigentlich Motivation genug sein. Und doch ist es das erstaunlicherweise für viele Menschen nicht.

Hauptmotiv

Falls Sie erst im Teenageralter oder Anfang zwanzig sind, liegt das mittlere oder fortgeschrittene Alter mit seinen Erkrankungen für Sie wahrscheinlich noch in weiter Ferne und das Rauchen ist für Sie nur eines von vielen spannenden Risiken. Wenn das so ist, können Sie sich am besten zum Aufhören motivieren, indem Sie daran denken, wie Raucher riechen und aussehen. Hinzu kommen noch die Luftverschmutzung durch Zigarettenrauch und die Umweltverschmutzung durch Zigarettenkippen und die Rücksichtslosigkeit, mit der die Tabakindustrie ganze Nationen ausbeutet: Sie macht einen Riesenprofit, indem sie Land, auf dem eigentlich Nahrungspflanzen angebaut werden sollten, mit Tabakfeldern bepflanzt, und die Bevölkerung lebt in Armut.

Luftverschmutzung

Pakistan bebaut rund 48 000, Brasilien sogar 200 000 Hektar seines fruchtbarsten Ackerlands mit Tabak. Und da die multinationalen Tabakkonzerne ihr Produkt nun auch in den Entwicklungsländern heftig promoten, kann kein Jugendlicher oder junger Erwachsener, der raucht, behaupten, sich wirklich Gedanken um die Gesundheit der Menschen in diesen Ländern zu machen. Vielleicht überzeugt Sie das eher davon, das Rauchen aufzugeben (oder gar nicht erst damit anzufangen), als alle Sorgen um Ihre Gesundheit oder Ihr Aussehen.

Gesundheit der Menschen

Wenn Sie im mittleren Alter sind, ist das Aussehen vielleicht Ihr wichtigstes Argument, um mit dem Rauchen aufzuhören. Raucher altern vorzeitig, bekommen Falten und einen ungesunden, blassen Teint. Raucherinnen kommen auch zeitiger in die Wechseljahre – manchmal schon mit Mitte dreißig, sodass es für eine karrierebewusste Frau vielleicht unmöglich wird, noch eine Familie zu gründen, nachdem sie sich beruflich etabliert hat. Rauchen und ein zu hoher Triglyzeridspiegel (siehe Seite 97) – bei Frauen eine sehr häufige Kombination – erhöhen das Herzinfarkt- und Schlaganfallrisiko drastisch. Dadurch berauben Frauen sich ihres natürlichen hormonbedingten Vor-

Vorzeitig altern

sprungs, den sie in Bezug auf das Herzinfarktrisiko vor den Herren der Schöpfung haben.

Besserer Gesundheitszustand

Für wieder andere Menschen ist ein besserer Gesundheitszustand vielleicht die Hauptmotivation. Die Todesstatistiken für Raucher und Raucherinnen ab dem 60. Lebensjahr sind erschreckend. Über ein Drittel aller männlichen Raucher erreicht das Pensionsalter nicht, Raucher, die zusätzlich noch an einer Herzerkrankung oder einem Diabetes leiden, haben eine noch kürzere Lebenserwartung.

Nehmen wir einmal an, dass Sie jetzt hundertprozentig motiviert sind, sich das Rauchen abzugewöhnen: Wie fängt man das an? Ganz einfach: Sie hören von einem Tag zum anderen damit auf, so als ob Sie nie geraucht hätten. Werfen Sie alle Ihre Zigaretten in den Mülleimer und nehmen Sie sich fest vor, nie wieder welche zu kaufen oder anzunehmen. Setzen Sie all Ihre Freunde davon in Kenntnis, denn normalerweise werden willige Menschen von ihrem Freundes- und Bekanntenkreis unterstützt. Die meisten Leute haben während der Raucherentwöhnung keine echten Entzugserscheinungen – vorausgesetzt, dass sie auch wirklich hinter ihrem Entschluss stehen. Manche werden allerdings reizbar und nervös und schlafen nachts schlecht. Doch die meisten Menschen, die aus medizinischen Gründen mit dem Rauchen aufhören mussten (zum Beispiel, weil sie in die kardiologische Abteilung eines Krankenhauses eingewiesen wurden), sagen hinterher, dass sie während dieser Zeit keine Entzugssymptome hatten.

Keine echten Entzugserscheinungen

Psychisches Problem

Das deutet darauf hin, dass der Entzug eher ein psychisches als ein physisches Problem darstellt. Und wenn Sie sich das Rauchen abgewöhnen müssen, weil Ihre Blutfettwerte zu hoch sind, ist das ja schließlich auch nicht viel anders, als wenn Sie wegen Herzbeschwerden ins Krankenhaus eingeliefert werden. Wenn Sie es ein oder zwei Wochen ohne Rauchen aushalten können, brauchen Sie sich eigentlich nie wieder eine Zigarette anzuzünden. Das Rauchbedürfnis verschwindet, sobald das Kohlendioxid, das Nikotin und die teerhaltigen Chemikalien in Ihren Lungen, Ihrem Gehirn und anderen Organen allmählich abgebaut werden.

Wenn Sie das Gefühl haben, es nicht von einem Tag auf den anderen zu schaffen, sollten Sie Ihre Raucherentwöhnung sorgfältig vorausplanen. Führen Sie Buch über die Anzahl der Zigaretten, die Sie pro Tag rauchen, nehmen Sie sich vor, jeden Tag ein oder zwei weniger zu rauchen – und halten Sie sich dann auch an diesen Plan. Als kleine Erleichterung bei der Raucherentwöhnung können Sie Nikotinkaugummi kauen oder ein Nikotinpflaster tragen, aber denken Sie daran, dass auch das Nikotin schädlich ist. Betrachten Sie es also nicht als langfristige Alternative zum Rauchen! Wenn der Rauchstopp Ihnen wirklich schwerfällt und die Nikotinpflaster nichts nützen, bitten Sie den Arzt, Ihnen Zyban zu verschreiben. Das hilft gegen die Entzugssymptome, aber ein unfehlbares Mittel ist es auch nicht.

Jeden Tag weniger rauchen

Hilfsmittel

Falls Sie solche oder andere Hilfsmittel zur Raucherentwöhnung (beispielsweise Akupunktur oder Hypnose) benutzen, denken Sie daran, dass all diese Mittel keine Wunder bewirken. Sie sind lediglich eine Krücke, auf die Sie sich stützen können, während Sie Ihre ganze Willenskraft zusammennehmen, um sich das Rauchen abzugewöhnen – und zwar für immer. Wenn Ihr Wille zu schwach ist, können Ihnen alle Mittel dieser Welt nicht helfen.

Willenskraft

Machen Sie sich auch klar, dass die Raucherentwöhnung nicht das Einzige ist, was Sie tun sollten. Nicht mehr zu rauchen ist lediglich Teil einer neuen Lebensweise, zu der auch mehr Bewegung, eine vernünftigere Ernährung und eine neue Einstellung zu Ihrer Gesundheit gehören sollten. Das sind Sie nicht nur sich selbst, sondern auch Ihrem Partner, Ihrer Familie und Ihren Freunden schuldig, denn dadurch können Sie diesen Menschen hoffentlich noch viele Jahre lang ein gesünderer Gefährte sein. In den letzten 15 Jahren haben jedes Jahr über eine Million Briten mit dem Rauchen aufgehört. Inzwischen raucht in Großbritannien nur noch einer von drei Erwachsenen. Wenn Sie sich den Griff nach dem Glimmstängel ebenfalls abgewöhnen, gehören Sie also zur vernünftigen Mehrheit!

Vernünftige Mehrheit

## Alkohol

Wie viel Alkohol können Sie trinken, ohne Ihrer Leber und Ihrem Gehirn zu schaden? Sicher haben Sie die Antwort schon parat: »Das weiß doch jeder«, werden Sie sagen, »schließlich steht es dauernd in den Zeitschriften: 21 alkoholische Getränke pro Woche für Männer und 14 für Frauen – das macht ungefähr drei Drinks am Tag für Männer und zwei für Frauen.«

Doch leider haben neueste Studien gezeigt, dass das nicht richtig ist. Dadurch haben sich die Alkohol-Obergrenzen jetzt deutlich nach unten verschoben, vor allem für ältere Männer und Frauen. Inzwischen liegt das Limit für gesunde Männer (gesunde, wohlgemerkt!) bei höchstens 14 alkoholischen Getränken pro Woche – oder drei Drinks pro Tag, aber eben nur, wenn man zwischendurch immer wieder einmal ein paar Tage abstinent bleibt. Für Frauen aller Altersgruppen und Männer über 65 liegt das Maximum bei *sieben* alkoholischen Getränken pro Woche, mehr ist schädlich. Nur wenige Menschen, die regelmäßig Alkohol trinken, beschränken sich auf eine (in ihren Augen) so geringe Menge. (Zu den Einheiten und den Mengen sehen Sie bitte meine Informationen auf Seite 37: »Wie viel ist eine Einheit Alkohol?«)

Alkohol-Obergrenzen

Welchen Schaden kann so ein alkoholisches Getränk

eigentlich anrichten? Wie wir alle wissen, wirken wir auf unsere nüchternen Mitmenschen abstoßend, wenn wir betrunken sind, doch das ist nur die Spitze des Alkoholeisbergs. Die meisten Menschen wissen auch, welchen Schaden Alkohol im Gehirn anrichtet, wir alle haben schon einmal einen Trinker getroffen, der sich ständig wiederholt und mit dem man kein vernünftiges Gespräch mehr führen kann. Weniger bekannt sind die subtilen Veränderungen im Gehirn – dass die beruflichen Leistungen und das Gedächtnis allmählich nachlassen. Und noch weniger Leute wissen, dass sich auch die Augen durch übermäßigen Alkoholkonsum verschlechtern können, sodass man nicht mehr so gut akkommodieren kann.

Veränderungen im Gehirn

Mit Sicherheit haben Sie gehört, dass Alkohol die Leber schädigt und dass es zur Leberzirrhose führt, wenn man trotzdem weitertrinkt, obwohl Blut- und andere Untersuchungen das Vorliegen eines alkoholbedingten Leberschadens bestätigt haben. Aber kennen Sie auch die subtileren negativen Auswirkungen, die Alkohol hat, selbst wenn noch kein komplettes Leberversagen vorliegt? Dass der Körper Nahrungsmittel und Vitamine dann nicht mehr so gut verarbeiten kann und viele Medikamente schlechter verkraftet? Oder dass man keine Betäubungsmittel mehr verträgt und eventuell schon bei einer leichten Narkose ins Koma fällt oder – noch schlimmer – die Anästhetika nicht mehr richtig wirken, sodass man bei einer Operation womöglich alles mitbekommt, aber nicht sprechen und die Ärzte daher auch nicht auf das Problem aufmerksam machen kann? Das ist wirklich ein echter Alptraum.

Leberzirrhose

Auch dem Herzmuskel schadet übermäßiger Alkoholgenuss. Man kann dadurch eine Art Herzinsuffizienz entwickeln, die so genannte alkoholische Kardiomyopathie, die das Herz schwächer schlagen lässt und das Risiko für einen plötzlichen Herztod erhöht. Diese Er-

Herzinsuffizienz

krankung überlebt man nur, wenn man ganz aufhört zu trinken – und zwar bevor das Herz seinen Dienst versagt.

Als ob das alles noch nicht schlimm genug wäre, wirkt Alkohol sich auch negativ auf die Bauchspeicheldrüse aus. Eine alkoholische Pankreatitis (Bauchspeicheldrüsenentzündung) ist etwas sehr Unangenehmes: Schmerzen in der Magengrube, verbunden mit der Unfähigkeit, die normalen Verdauungssäfte zu produzieren. Man hat also Schmerzen, leidet unter Übelkeit, kann nichts essen und wird außerdem mit ziemlicher Sicherheit irgendwann zum Diabetiker. Es ist so, als ob man ständig einen Kater hätte, der im Laufe des Tages nicht nachlässt.

Pankreatitis

Zu viel Alkohol schadet auch den Nieren. Sie arbeiten dann nicht mehr so gut, wie sie eigentlich sollten, sodass der Magnesium-, Kalium-, Kalzium- und Phosphatspiegel im Blut durcheinandergerät. Dieses Ungleichgewicht kann schmerzhafte Muskelkrämpfe, einen unregelmäßigen Herzrhythmus, Schwäche- und Schwindelgefühl, massiven Blutdruckabfall, Ohnmacht und schließlich epileptische Anfälle und Koma verursachen.

Nieren

Reicht Ihnen das immer noch nicht? Der Vollständigkeit halber könnte ich noch hinzufügen, dass übermäßiger Alkoholkonsum auch mit einem höheren Risiko für das Erwachsenen-Atemnotsyndrom einhergeht – ein akutes Lungenversagen, bei dem man verzweifelt nach Luft schnappt, seine Lungen aber trotzdem nicht richtig füllen und auch nicht richtig ausatmen kann. Es besteht auch die Gefahr, eine sehr unangenehme Muskelerkrankung (die alkoholische Rhabdomyolyse) zu entwickeln, bei der sich die quergestreiften Muskelfasern in Skelett, Herz und Zwerchfell mehr oder weniger auflösen – die Patienten können ihre Gliedmaßen nicht mehr bewegen und haben furchtbare Schmerzen.

Atemnotsyndrom

Ich weiß, dass es nicht sehr schön für Sie ist, so etwas zu lesen, aber es ist für all diejenigen bestimmt, die ihre Trinkgewohnheiten gerne ändern möchten. Vielleicht hat Ihr Arzt Ihnen das bereits empfohlen, weil Sie an einer alkoholbedingten Erkrankung leiden oder weil Untersuchungen erste Schäden ergeben haben. Vielleicht brauchen Sie ja nicht ganz mit dem Trinken aufzuhören, aber Sie sollten wissen, was für Risiken Sie eingehen, wenn Sie sich nicht an das »erlaubte« Limit halten. Ein bis zwei alkoholische Getränke pro Tag reichen wirklich aus, und man sollte auch nicht jeden Tag Alkohol trinken, sondern mindestens drei Tage pro Woche abstinent bleiben. Wenn Sie Ihre Trinkgewohnheiten ändern, werden Sie sich sehr viel wohler und glücklicher fühlen – und geben sich gleichzeitig eine Chance, all diese unangenehmen Erkrankungen zu vermeiden. Das ist die Mühe auf jeden Fall wert und Ihr Arzt wird Sie dabei unterstützen. Wir alle denken gerne und liebevoll an die Alkoholiker unter unseren Patienten zurück, die doch noch rechtzeitig die Kurve bekommen und mit dem Trinken aufgehört haben! Wenn Ihnen das auch gelingt, können wir Ihnen bessere Ärzte sein und wirklich etwas für Ihre Gesundheit tun.

Trinkgewohnheiten

Nicht täglich Alkohol trinken

# 8 Compliance: Warum es so wichtig ist, seine Medikamente regelmäßig zu nehmen

Inzwischen wurde Ihre Diagnose gestellt, Sie haben sie mit Ihrem Arzt besprochen und sind sich mit ihm darin einig, dass Sie eine Behandlung benötigen. Er stellt Ihnen ein Rezept aus und Sie sollen nun anfangen Ihre Tabletten zu nehmen. Wie wahrscheinlich ist es, dass Sie auch tatsächlich alle Ihre Medikamente so einnehmen werden, wie der Arzt es Ihnen empfohlen hat? Die ausgeklügeltsten Studien, die sich mit dem Thema Compliance (Befolgung der Therapieanweisungen des Arztes) befassen, zeigen, dass diese Wahrscheinlichkeit leider nicht sehr hoch ist. Nur etwas mehr als die Hälfte aller Pillen, die die Menschen in der Apotheke kaufen, wird auch tatsächlich geschluckt. Der Rest vegetiert in Arzneischränkchen vor sich hin oder landet in der Toilette oder im Mülleimer.

Therapieanweisungen befolgen

Das ist schade, denn es wurden viele groß angelegte wissenschaftliche Untersuchungen durchgeführt, um festzustellen, welche Arzneimitteldosierung und Therapiedauer für verschiedene Erkrankungen am wirksamsten sind. Wenn Sie vergessen, Ihre Medikamente einzunehmen, oder sie vorzeitig absetzen, können Sie vielleicht nicht ihre volle Wirkung entfalten. Sich genau an die Einnahmeempfehlungen Ihres Arztes zu halten ist stets wichtig – egal ob es sich um Antibiotika gegen eine Darm-, Harn- oder Atemwegsinfektion handelt, die Sie nur fünf Tage lang einnehmen sollen, oder um eine langfristige Antidepressivatherapie.

Wissenschaftliche Untersuchungen

Sie sollten aber auch nicht mehr als die vorgeschriebene Dosis einnehmen. Als ich nach 1960 zu praktizieren begann, wurden die meisten Rezepte für Schlaftabletten (und zwar fast immer Barbiturate) verlangt. Fast zehn Prozent meiner Patienten nahmen jeden Abend Schlafmittel und konnten trotzdem nicht schlafen. Ich hatte große Schwierigkeiten damit, sie von ihren Schlaftabletten zu entwöhnen, denn immer wenn sie sie absetzten, bekamen sie Alpträume.

Schlaftabletten

Heute gibt es Leitlinien für die Behandlung von Schlafstörungen, an die wir Ärzte uns halten können, wir wissen also genau, welche Medikamente in welcher Dosis oder Stärke und für wie lange wir unseren Patienten verordnen sollen. Ich verschreibe meinen Patienten immer nur für maximal zehn Nächte pro Monat Schlaftabletten: Dadurch beuge ich einer Abhängigkeit (dem Bedürfnis, immer höhere Dosen einzunehmen, um die gleiche Wirkung zu erzielen) vor und verhindere gleichzeitig den Gewöhnungseffekt (dass die Medikamente ihre Wirkung verlieren, wenn man sie jeden Abend nimmt).

Abhängigkeit vorbeugen

Das Problem besteht nur darin, jemanden, der jahrelang jeden Abend Tabletten eingenommen hat, um schlafen zu können, davon zu überzeugen, dass es wirksamer und sinnvoller wäre, diese Tabletten in Zukunft nur noch jeden dritten Abend zu nehmen. Die meisten Patienten lachen mich aus, wenn ich ihnen das vorschlage, und suchen sich einen Arzt, der ihnen mehr entgegenkommt und die gewünschten Rezepte ausstellt.

Jeden dritten Abend

## Wenn es zu viel Medikamente und nicht die richtigen sind

Mittlerweile ist das Verschreiben von Arzneimitteln sehr viel komplizierter und aufwändiger geworden.

Ich hatte das Glück, den größten Teil meiner ärztlichen Laufbahn als Landarzt in Schottland tätig zu sein. Als ich dort meine erste Arztpraxis eröffnete, stellte ich für meine 1850 Patienten jeden Monat ungefähr 400 Rezepte aus. In meiner Vormittags- und Nachmittagssprechstunde hatte ich meistens nicht mehr als jeweils sechs Patienten. Außerdem machte ich jeden Tag drei bis vier Hausbesuche, fuhr einmal am Tag in das Krankenhaus meines Landkreises, um mich um meine stationären Patienten zu kümmern, und wurde sechs- bis achtmal pro Monat nachts zum Bereitschaftsdienst gerufen.

Landarzt in Schottland

Heute werden in meiner ehemaligen Praxis nur noch 1450 Patienten betreut. Viele Leute sind auf der Suche nach Arbeit vom Land in die größeren Städte abgewandert. Allerdings arbeiten in dieser Praxis heute zwei Vollzeitärzte und ein Teilzeitarzt, alle zusammen stellen über 2000 Rezepte im Monat aus. Ihre Sprechstunden (doppelt so viele, wie ich früher gehalten habe) sind normalerweise immer voll, ihre restliche Zeit füllen die drei Ärzte mit Büroarbeit und Kooperationen mit Facharztpraxen. Sie müssen nach wie vor jeden Tag mehrere Hausbesuche machen und noch mehr Patienten betreuen, die im Krankenhaus liegen.

Diese Ärzte haben ein siebenmal größeres Arbeitspensum als ich früher – und das, obwohl sie 400 Patienten weniger betreuen. Das liegt nicht nur daran, dass es heute so viel mehr Möglichkeiten gibt, Krankheiten zu behandeln beziehungsweise ihnen vorzubeugen und die Lebensqualität der Patienten zu verbessern. Es liegt auch an der gewachsenen Bürokratie durch neue Gesetze und Reformen, weil sie den Ärzten und ihrem Personal ein unglaubliches Mehr an Hürden und Verwaltungsschritten auferlegt hat.

Größeres Arbeitspensum

Da die heutigen Therapien so viel wirksamer sind, erreichen wir alle ein höheres Alter, und je älter wir werden, umso mehr Arzneimittel und sonstige Behand-

Höheres Alter

Medikamente

lungen brauchen wir, um gesund, glücklich und am Leben zu bleiben. Die meisten Menschen über sechzig nehmen Medikamente gegen Herz- oder Lungenerkrankungen, Arthritis, Osteoporose, Durchblutungsstörungen und chronische Schmerzen ein – und brauchen dann zusätzlich Tabletten zur Unterdrückung ihrer Magensäureproduktion, um all diese vielen Arzneimittel vertragen zu können. Falls das auch auf Sie zutrifft, sollten Sie genau wissen, welche Medikamente Sie einnehmen, wie oft und wofür.

> Eine Tabelle oder ein Medikamentendosierer mit Fächern für die einzelnen Wochentage – jeweils unterteilt in Unterfächer für die Arzneimitteldosen, die Sie morgens, mittags und abends einnehmen müssen – kann eine große Hilfe sein. Wie bereits auf Seite (hier 76) erwähnt, können auch andere das Einsortieren für Sie übernehmen. Füllen Sie diesen Medikamentendosierer zu Beginn jeder Woche mit den erforderlichen Tabletten und nehmen Sie dann einfach nur noch an jedem Wochentag zur jeweiligen Tageszeit Ihre Tablettenration aus dem Fach. Ich kenne auch Patienten, die ihre Armbanduhren so eingestellt haben, dass sie ihnen morgens und abends, wenn sie ihre Tabletten nehmen müssen, als kleine Erinnerungsstütze ein akustisches Signal geben.

## Nehmen Sie nichts, dessen Wirkung Sie nicht verstanden haben

Offene Fragen klären

Falls Sie nicht wissen, wofür (oder besser gesagt: wogegen) ein bestimmtes Medikament ist, fragen Sie Ihren Hausarzt danach. Lassen Sie sich ruhig einen Extratermin geben, um alle noch offenen Fragen zu Ihrer Behandlung mit dem Arzt abzuklären. Er wird es zu schätzen wissen, dass Sie Ihre Behandlung so ernst nehmen, und alle Fragen zu den einzelnen Medikamenten genau mit Ihnen durchsprechen. Manchmal kann so etwas lebenswichtig sein. Als ich einmal als Vertretung in einem Nachbarort arbeitete, kam eine Frau mit ihrer alten Mutter zu mir in die Praxis. Die Mutter war wegen ihrer Herzbeschwerden in den letzten zwei Monaten bei vier verschiedenen Ärzten einer großen Innenstadtpraxis gewesen. Sie hatte die lange Autofahrt nicht gut vertragen und war kurzatmig und blau im Gesicht. Die Frau hatte Flüssigkeitsansammlungen im unteren Drittel beider Lungen (ein Zeichen für Herzinsuffizienz), eine Herzfrequenz von etwa 120 Schlägen pro Minute und einen unregelmäßigen Herzschlag. Ihre Tochter zeigte mir ihre Medikamente: Es waren 12 verschiedene, von denen sie manche einmal, andere zweimal und wieder andere dreimal pro Tag einnehmen sollte.

Lebenswichtig

12 verschiedene Medikamente

Anscheinend hatte die alte Dame nicht verstanden, dass sie ihre alten Tabletten absetzen sollte, als der Arzt ihr die neuen verschrieb. Also nahm sie jetzt fast dreimal so viele Medikamente ein, wie sie eigentlich sollte. Und nicht nur das. Die Wirkungen mancher Arzneimittel hoben sich gegenseitig auf, und was noch schlimmer war: Mindestens drei der Medikamente verstärkten sich gegenseitig in ihrer Wirkung auf das Herz, wenn man sie zusammen einnahm. Ihre Herzinsuffizienz war hauptsächlich auf diese Überdosis an Arzneimitteln zurückzuführen – einfach weil sie nicht begriffen hatte, dass sie die alten Tabletten durch die neuen ersetzen und nicht zusätzlich einnehmen sollte. Sobald ich der Frau eine einfachere Therapie mit sehr viel weniger Medikamenten verordnet hatte, erholte sie sich sehr rasch wieder.

Überdosis an Arzneimitteln

Außerdem ist es wichtig, Ihre Medikamente genau so einzunehmen, wie der Arzt es Ihnen sagt oder wie es im Beipackzettel steht (falls er Ihnen keine anderen Anweisungen gegeben hat). Wenn es heißt, dass Sie sie unzerkleinert schlucken müssen, sollten Sie genau das tun. Kapseln und Pillen, die zur unzerkleinerten Einnahme bestimmt sind, haben normalerweise einen Überzug, der sie gegen die Verdauungssäfte im Magen resistent macht. Wenn Sie diese Medikamente zerkauen oder zu Pulver zerkleinern, wird die Arzneisubstanz in Ihrem Magen und Ihren Därmen in ihre chemischen Bestandteile zerlegt und kann ihr eigentliches Ziel (Ihren Blutkreislauf) nicht mehr erreichen. Wenn Sie Ihre Tabletten nicht schlucken können, sprechen Sie mit Ihrem Arzt darüber, vielleicht kann er Ihnen dann ein anderes Präparat (beispielsweise ein flüssiges Arzneimittel) verschreiben, das sich leichter einnehmen lässt. Und lesen Sie bitte auch den Beipackzettel, damit Sie wissen, wann Sie Ihre Medikamente schlucken sollen (manche müssen vor, manche nach, wieder andere während einer Mahlzeit eingenommen werden, bei den meisten spielt der Einnahmezeitpunkt keine Rolle). Für manche Medikamente gibt es ziemlich spezifische Einnahmeanweisungen: So muss man beispielsweise Bisphosphonate (ein Arzneimittel gegen Osteoporose) als Tabletten einmal pro Woche einnehmen, und zwar morgens auf nüchternen Magen im Stehen (!), damit die Speiseröhrenschleimhaut dadurch nicht gereizt wird.

Beipackzettel lesen

## Behalten Sie die Nebenwirkungen im Auge

Ein weiteres wichtiges Thema sind die Nebenwirkungen. Vielleicht werden Sie beim Lesen der Packungsbeilage über die lange Liste der Nebenwirkungen erschrecken. Keine Sorge: Alle Nebenwirkungen, die dort aufgeführt sind, wurden nur deshalb in den Beipackzettel aufgenommen, weil sie irgendwann einmal bei jemandem, der dieses Medikament einnahm, aufgetreten sind. Das bedeutet nicht, dass viele Menschen so negativ auf das Arzneimittel reagieren, jede Neben-

Lange Liste

wirkung, die oft genug beobachtet wurde, um einen Warnhinweis zu rechtfertigen, muss im Beipackzettel stehen. Vielleicht haben also nur ein paar von mehreren hunderttausend Patienten unter diesem Problem gelitten. Als Hausarzt habe ich große Erfahrung mit unerwünschten Nebenwirkungen von Arzneimitteln, über die Patienten klagen, und kann Ihnen versichern: So etwas kommt zum Glück nur selten vor, aber wenn es vorkommt, nehmen wir Ärzte es stets ernst und tun dagegen, was wir können. In den meisten Fällen ist es möglich, das problematische Arzneimittel durch ein anderes, ähnliches zu ersetzen.

Unerwünschte Nebenwirkungen

Manche Medikamentenklassen haben aber auch sehr charakteristische Nebenwirkungen, die etwas häufiger vorkommen. Ein typisches Beispiel dafür ist Aspirin und eine Gruppe von Schmerzmitteln namens NSAR[12], die gegen Schmerzen und Arthritis verordnet werden. Bei etwa einem von sieben Menschen, die dieses Mittel einnehmen, treten Schmerzen im Oberbauch auf, die die Patienten entweder als »Verdauungsbeschwerden« oder »gereizten Magen« beschreiben. Alle diese Medikamente können die Magenschleimhaut reizen, wenn Sie für so etwas empfindlich sind, werden Sie wissen, wie es sich anfühlt. Also sagen Sie Ihrem Arzt lieber gleich vorher, dass Ihr Magen auf solche Arzneimittel überempfindlich reagiert, dann wird er Ihnen entweder ein anderes Medikament verschreiben oder Ihnen zusätzlich ein Mittel zur Unterdrückung der Magensäureproduktion (normalerweise einen »H2-Hemmer«) verordnen, um solchen Überempfindlichkeitsreaktionen vorzubeugen.

Magenschleimhaut reizen

ACE-Hemmer (Sie erkennen sie an ihrem Namen, der stets auf »-pril« endet) sind blutdrucksenkende Mittel und äußerst wirksam – denn sie senken nicht nur den Blutdruck, sondern schützen gleichzeitig auch Herz

ACE-Hemmer

[12] Nichtsteroidale Antirheumatika

und Nieren. Aber leider verursachen sie häufig einen wiederkehrenden Husten, der mit der Zeit nicht verschwindet, auch wenn man das Medikament über längere Zeit nicht einnimmt. Falls Sie diese Nebenwirkung bei sich beobachten sollten, sagen Sie es Ihrem Arzt, er wird Ihnen dann statt des ACE-Hemmers einen A2-Blocker verschreiben, der eine ähnlich gute blutdrucksenkende Wirkung hat, diese unangenehme Nebenwirkung jedoch nicht verursacht.

A2-Blocker

> Die wichtigste Botschaft dieses Kapitels lautet: Es ist immer gut zu wissen, was für Medikamente Sie einnehmen und warum, wann und wie Sie sie nehmen sollten.

Nebenwirkungen

Falls Sie glauben, unter Nebenwirkungen eines Arzneimittels zu leiden, sprechen Sie bitte mit Ihrem Arzt darüber. Er wird Ihnen garantiert verständnisvoll zuhören und sich um das Problem kümmern.

Manchmal wird seine Antwort vielleicht auch etwas anders ausfallen, als Sie erwartet haben. Nehmen wir an, Sie leiden an einer Infektion und nehmen ein Antibiotikum dagegen ein. Doch leider geht es Ihnen danach nicht gleich am ersten Tag besser, sondern eher schlechter – Sie haben Fieber und Schmerzen. Schreiben Sie diese Beschwerden der Tatsache zu, dass Ihre Infektion sich möglicherweise verschlimmert hat, oder tippen Sie eher auf Nebenwirkungen des Antibiotikums? Sie können mit beidem falsch liegen. Als Ärzte um die Mitte des 20. Jahrhunderts erstmals Antibiotika verschrieben, fiel ihnen auf, dass es vielen Patienten daraufhin ungefähr einen Tag lang schlechter ging, ehe ihr Zustand sich verbesserte. Aber das lag nicht daran, dass die Antibiotika nicht wirkten. Ganz im Gegenteil: Sie wirkten sogar so gut, dass sie die Krankheitserreger massenweise abtöteten, wodurch die Zerfallsprodukte der toten Bakterien das Immun-

Antibiotika

system des Patienten zu dieser unangenehmen Reaktion stimulierten. Nach dem Arzt, der dieses Phänomen erstmals beschrieben hat (und zwar bei Patienten, die Antibiotika gegen Syphilis erhielten), wurde es Herxheimer-Reaktion genannt. Erfahrungen aus der ärztlichen Praxis zeigen, dass es auch bei anderen Infektionen auftritt, es bedarf jedoch keiner Behandlung.

Herxheimer-Reaktion

Trotzdem müssen Sie Ihren Arzt darüber informieren, wenn Sie sich nach Einleitung einer medikamentösen Therapie schlechter fühlen als vorher. Schließlich kann er Ihnen nur dann helfen, wenn er weiß, was Ihnen fehlt!

# 9 Wartezeiten ...

Ihr Arzt hat beschlossen, Sie an einen Facharzt im Krankenhaus zu überweisen. Was tun Sie jetzt? Zu Hause warten, bis Sie einen Termin bekommen? Dann reagieren Sie wie ein passiver statt wie ein aktiver und mündiger Patient. Ihr Hausarzt setzt Sie nämlich auf die erste Warteliste, auf der alle Patienten stehen, die auf ihren ersten Termin im Krankenhaus warten. Und wenn der Facharzt Sie dann schließlich untersucht und die Entscheidung über Ihre Behandlung trifft, kommen Sie auf die zweite Warteliste. Dort stehen alle Patienten, die auf eine stationäre Behandlung im Krankenhaus warten – zum Beispiel auf eine Operation oder auf die Einleitung einer speziellen medikamentösen Therapie. Wie lange die Wartezeit von der Überweisung Ihres Hausarztes bis zur Behandlung im Krankenhaus insgesamt dauert, hängt davon ab, wie viele Patienten die betreffende Abteilung hat, wie krank Sie sind und (nicht nur in Großbritannien) auch davon, ob das Krankenhaus sein Budget für die Therapie, die Sie brauchen, bereits aufgebraucht hat oder nicht. Ich weiß, das klingt absurd – aber es gibt Krankenhäuser mit leerstehenden Betten, die trotzdem lange Wartelisten haben, weil kein Geld mehr für die Bezahlung der Ärzte und Krankenschwestern übrig ist. Auch viele Operationssäle stehen jede Woche ein paar Tage leer, weil es an Mitteln fehlt, um die Ärzte und das OP-Personal für ihre Arbeit zu bezahlen.

Warteliste

Behandlung im Krankenhaus

Doch das sollte Sie nicht kümmern. Sie wollen schließlich so schnell wie möglich vom Hausarzt zum Facharzt und vom Facharzt zu der für Sie vorgesehenen Behandlung kommen. Es ist zwar eine Ungerechtigkeit, aber die personellen Kapazitäten sind erschöpft und die Wartezeit muss sein.

Ausnahmen werden nur gemacht, wenn der Fall akuter geworden ist und eine schnellere oder sofortige Behandlung erforderlich ist. Reden Sie daher immer mit Ihrem Hausarzt, wenn Symptome dazukommen, die Sie nicht erwartet haben. Nur er kann die notwendigen Äußerungen machen, die das Krankenhaus bewegen Sie vorzuziehen. Außerdem muss er unter Umständen die Medikation ändern und sie vorübergehend neu einstellen.

Neue Symptome

In ganz akuten Fällen (vergleichen Sie hierzu die Geschichte von Bob, Seite 60) können Sie auch die Notfallsprechstunde der jeweiligen Abteilung aufsuchen. Hilft alles nichts und Termin und Notwendigkeit klaffen zu sehr auseinander, diskutieren Sie mit Ihrem Arzt eine andere Behandlungsmöglichkeit. Wir verfügen heute über etliche Fachärzte, die auf demselben Gebiet unersetzliche Leistungen vollbringen. Ob Sie nun 30 oder 300 km anreisen müssen, ist hinsichtlich der Chancen egal.

Andere Behandlungsmöglichkeit

# 10 Wenn Sie mit Ihrem Arzt nicht zufrieden sind

Bisher bin ich in diesem Buch davon ausgegangen, dass die meisten Patienten eine recht gute Beziehung zu ihrem Hausarzt haben. Leider ist das aber nicht immer der Fall.

Schlechte Beziehung

Es gibt verschiedene Gründe für eine schlechte Arzt-Patienten-Beziehung. Vielleicht haben Sie das Gefühl, dass Ihr Arzt Ihnen gegenüber zu kurz angebunden oder gar unhöflich ist oder sich nicht genügend Zeit nimmt, um Ihnen zuzuhören – obwohl er vielleicht die richtige Diagnose gestellt hat und Sie auch richtig behandelt. Oder die Chemie zwischen Ihnen beiden stimmt ganz einfach nicht.

Wenn Sie das Gefühl haben, wirklich nicht mit diesem Arzt auszukommen, und sein Verhalten Ihnen Stress verursacht, sollten Sie ihm das ehrlich sagen. Vielleicht wird er darüber sehr erstaunt sein, weil er es gar nicht gewusst hat, und wird sich in Zukunft um einen anderen Umgangston bemühen. Es lohnt sich also, mit

Über das Problem sprechen

Ihrem Arzt über das Problem zu sprechen, vor allem, wenn Sie das Gefühl haben, dass er Ihnen in medizinischer Hinsicht bisher gute Dienste geleistet hat. Wahrscheinlich werden Sie feststellen, dass ein offenes Gespräch die Atmosphäre reinigt und dass bei einem von Ihnen beiden ein Missverständnis vorgelegen hat.

Unter Umständen empfiehlt es sich auch, mit jemand anderem in der Praxis zu sprechen – zum Beispiel mit einer Arzthelferin oder Rezeptionistin. Oft wird einem

Patienten schon durch ein solches Gespräch klar, dass das Problem eigentlich gar nicht so gravierend ist oder dass dabei auch andere Faktoren eine Rolle spielen, von denen er nichts gewusst hat. Wenn Sie beispielsweise einmal länger warten mussten als sonst, kann das daran liegen, dass Ihr Arzt sich um einen Notfall kümmern musste.

Andere Faktoren

Der Konflikt kann aber auch daher rühren, dass Sie sich von Ihrem Arzt irgendwie im Stich gelassen fühlen. Vielleicht hat er Ihrer Meinung nach zu lange für seine Diagnose gebraucht oder Ihnen die falsche Therapie verordnet – mit anderen Worten: Er ist nicht richtig mit Ihrer Krankheit umgegangen. Das ist natürlich schon eine etwas ernstere Situation, und wenn Sie deshalb kein Vertrauen mehr zu den Fähigkeiten Ihres Arztes haben, wird es Ihnen vielleicht schwerfallen, weiterhin sein Patient oder seine Patientin zu bleiben. Leider sind auch Ärzte nur Menschen und daher gegen Fehler nicht gefeit. Trotzdem sollten Sie erst einmal unter vier Augen mit ihm sprechen, wenn Sie meinen, Grund zur Klage zu haben, um zu sehen, ob sich die Angelegenheit nicht vielleicht doch noch in Wohlgefallen auflösen lässt. Vielleicht war das, was Sie als übermäßige Verzögerung Ihrer Behandlung empfunden haben, nur eine absichtliche Politik des Abwartens von Seiten Ihres Arztes, beispielsweise bei einem Prostatakrebs im Anfangsstadium. Selbst wenn er tatsächlich einen Fehler gemacht haben sollte, werden Sie wahrscheinlich beide von einem offenen Gespräch profitieren. Und wenn Sie ihm seinen Fehler beim besten Willen nicht verzeihen können, haben Sie immer noch die Möglichkeit, zu einem anderen Arzt zu wechseln.

Konflikt

Kein Vertrauen

Offenes Gespräch

Bitte verklagen Sie Ihren Arzt nur dann, wenn er sich Ihnen gegenüber tatsächlich eindeutig fahrlässig oder schlecht verhalten hat. In den letzten Jahrzehnten sind immer mehr Patienten wegen Problemen mit ihrem

Gericht

Arzt vor Gericht gegangen, und das hat uns Ärzten ein bisschen die Freude an unserer Arbeit verdorben. Nicht jede Therapie, die nicht anschlägt, und auch nicht jeder Tod eines Patienten ist Schuld des Arztes!
Ich kenne drei ausgezeichnete Ärzte, die ihre Praxis aufgegeben haben, weil sie den Stress der unberechtigten Klagen nicht mehr ertragen konnten, die von Angehörigen oder von den Patienten selbst gegen sie erhoben wurden. Keiner dieser drei Ärzte wurde vom Gericht für schuldig befunden, doch der Stress des Gerichtsverfahrens war so groß für sie, dass sie den Arztberuf hinterher nicht mehr ausüben wollten. Das war ein großer Verlust für die Berufsgruppe der Ärzte.

## Ein paar Tipps für den Arztwechsel

Arztwechsel

Vielleicht hat die Beziehung zu Ihrem Arzt im Lauf der Zeit tatsächlich so sehr gelitten, dass Sie sie nicht mehr weiterführen können oder wollen. Sie haben bereits mit ihm darüber gesprochen, aber das hat auch nichts geholfen, irgendwie haben Sie den Eindruck, dass Ihr Arzt nicht genügend Interesse an Ihnen und Ihrem Fall hat. Egal wo die Ursache liegt – Sie haben das Gefühl, dass Sie und Ihr Arzt einfach nicht zusammenpassen und dass ein Arztwechsel unvermeidlich ist. Wenn das so ist, können Sie sich einfach einen Termin bei einem anderen Arzt geben lassen.

Einen guten Arzt finden

Um einen guten Arzt zu finden, können Sie sich beispielsweise bei Ihren Freunden und Bekannten nach deren Hausärzten erkundigen. Das ist allerdings nicht immer die beste Methode, denn sehr wahrscheinlich unterscheiden sich Ihre Freunde in ihren Bedürfnissen und ihrem Charakter von Ihnen. Die Menschen sind verschieden: Wenn Ihre Bekannten mit einem Hausarzt zufrieden sind, bedeutet das nicht unbedingt, dass auch Sie mit diesem Arzt gut auskommen werden.

Falls der neue Arzt Sie nach dem Grund für Ihren Arztwechsel fragen sollte, seien Sie ruhig ehrlich, aber kritisieren Sie Ihren früheren Arzt nicht allzu heftig, weil Ärzte eine solche »Kollegenschelte« normalerweise nicht mögen: Er wird sonst vielleicht denken, dass Sie mit ihm früher oder später auch so hart ins Gericht gehen werden. Und natürlich werden Sie auch einige Fragen über Ihre Krankheitsgeschichte und Ihre derzeitige Behandlung beantworten müssen. Nehmen Sie bitte auch die Medikamente mit, die Sie zurzeit einnehmen.

Kollegenschelte

Höflichkeitshalber sollten Sie Ihrem früheren Arzt schreiben, dass Sie in Zukunft nicht mehr zu ihm kommen werden, selbst wenn Sie der Meinung sind, dass er Ihnen gegenüber nicht sehr entgegenkommend war. Erklären Sie ihm schriftlich, warum Sie nicht mehr weiter bei ihm in Behandlung sein möchten, denn wenn er es nicht erfährt, hat er schließlich auch keine Chance, aus dem Scheitern Ihrer Beziehung etwas zu lernen. Wer weiß – vielleicht schreibt er Ihnen ja zurück und entschuldigt sich bei Ihnen, und Sie beschließen daraufhin, es doch noch einmal mit ihm zu versuchen. Manchmal fällt es leichter, seine Beschwerde schriftlich zu formulieren. Ihr Arzt wird Sie, wenn er Ihre sachliche Beschreibung des Problems liest, vielleicht auch besser verstehen können als im persönlichen Gespräch in seiner Praxis. Egal ob die Beziehung zu Ihrem Arzt sich dadurch retten lässt oder damit ihren offiziellen Abschluss findet – es lohnt sich auf jeden Fall, sich die Zeit für einen solchen »Abschiedsbrief« zu nehmen.

Schriftliche Erklärung

Sachliche Beschreibung

## Wenn Sie Ihren Arzt verklagen möchten

Das gravierendste Problem ist es, wenn Ihr Arzt sich Ihrer Meinung nach so inkompetent verhalten hat, dass es an Ignoranz oder sträfliche Fahrlässigkeit grenzt. In solch einer Situation ist es am besten, die Meinung eines zweiten Arztes zu dem Fall einzuholen und eine schriftliche Beschwerde einzureichen.

Beschwerde

In jeder Praxis sollte es die Möglichkeit geben, dass Sie namentlich oder anonym Ihre Beschwerde an die Praxisbetreiber weiterleiten können. Für größere Beschwerden (wenn Sie sich massiv fehlbehandelt fühlen) oder wenn Sie auf Ablehnung und Unfreundlichkeit treffen, ist Ihr erster Ansprechpartner für Beschwerden in Deutschland die Ärztekammer oder die Kassenärztliche Vereinigung der jeweiligen Länder, das ist eine Körperschaft des öffentlichen Rechts. Sie organisiert, dass genügend Ärzte und Psychotherapeuten zu jeder Tages- und Nachtzeit für die Bürger in der Nähe ihres Wohnorts zur Verfügung stehen. Sie gewährleistet darüber hinaus, dass die Qualität in der ambulanten medizinischen Versorgung dauerhaft hoch bleibt. Dazu gehören Praxisleistungen und Hausbesuche. In anderen Staaten kann die Landesärztekammer zuständig sein oder vergleichbare Behörden, das erfahren Sie jedoch bei Ihrer Krankenkasse.

Anzeige erstatten

Falls es Beweise für ein schwerwiegendes Vergehen Ihres Arztes gibt, wird der Fall möglicherweise vor Gericht entschieden. In vielen Fällen muss zuvor Anzeige erstattet werden.

Großer Stress

Es fällt mir schwer, über dieses Thema zu schreiben, da ich in diesem Buch bisher immer davon ausgegangen bin, dass Ärzte und Patienten sich normalerweise vernünftig verhalten. In den vielen Jahren, die ich nun schon praktiziere, wurde ich insgesamt dreimal verklagt, das entspricht in Großbritannien in etwa dem Durchschnitt. Diese Prozesse waren ein großer Stress für mich, aber ich muss akzeptieren, dass die Patienten, die gegen mich klagten, in noch größerer Bedrängnis waren.

Ich möchte Ihnen an dieser Stelle ein Beispiel dafür geben, wie solche Beschwerden gegen Ärzte aussehen können und wie man diese Konfliktfälle am besten löst.

## Wie ich es erlebt habe

Ich arbeitete einen Tag lang als Vertretung in der Praxis eines befreundeten Arztes, an die eine Klinik und eine Röntgenpraxis angeschlossen war. Ein Vater kam mit seiner zwölfjährigen Tochter zu mir. Sie hatte seit zwei Wochen Schmerzen im Knie und humpelte ein bisschen, weil es wehtat, wenn sie das Knie belastete. Ich untersuchte Knie und Hüften des Mädchens (denn manchmal äußert sich ein Hüftproblem auch in Form von Knieschmerzen), konnte aber nichts Auffälliges feststellen. Trotzdem veranlasste ich eine Röntgenuntersuchung beider Knie, um sicherzugehen, dass sie nicht an Arthritis oder an einer Knochenerkrankung litt. Auf eine Röntgenuntersuchung der Hüften verzichtete ich, weil dabei zwangsläufig die Eierstöcke mit Strahlen belastet werden, und das wollte ich einem zwölfjährigen Mädchen nicht zumuten.

Beispiel Knieschmerzen

Die Röntgenuntersuchung der Knie ergab keinen Befund, ich rätselte über die Ursachen ihrer Knieschmerzen und forderte den Vater des Mädchens auf, nächste Woche wiederzukommen (denn dann war der Arzt, den ich an diesem Tag vertrat, wieder zurück), machte eine entsprechende Notiz in ihrer Karteikarte und bat den Kollegen, weitere Untersuchungen zu veranlassen, falls die Schmerzen sich nicht von allein legten.

Kein Befund

Ein Jahr später flatterte mir eine Klage ins Haus. Die Schmerzen waren in den folgenden acht Monaten immer wiedergekehrt, aber der Vater war mit dem Mädchen trotzdem nicht mehr zum Hausarzt gegangen. Mit der Zeit begann sie immer schlimmer zu humpeln, und eine Röntgenuntersuchung ihrer Hüfte

Klage

zeigte eine Femurkopfepiphyseolyse: Der Oberschenkelkopf war aus der Gelenkpfanne »herausgerutscht«. Die Eltern warfen mir vor, diese Diagnose übersehen zu haben – eine ziemlich schlimme Sache, denn nun musste der Schaden durch einen operativen Eingriff korrigiert werden. Hätte ich eine Röntgenuntersuchung ihrer Hüften durchführen lassen, so hätten sich vielleicht damals schon erste Anzeichen dieses Problems auf dem Röntgenbild gezeigt.

Operativer Eingriff

Irgendwie waren meine Notizen zu dem Fall verlorengegangen, sodass ich mich bei meiner Verteidigung nicht darauf stützen konnte. Es dauerte vier Jahre, bis die Sache vor Gericht kam, in dieser Zeit schlief ich sehr schlecht und hätte beinahe meine Praxis aufgegeben. Zum Glück für alle Beteiligten (vor allem für das Mädchen) wurde die Angelegenheit dann aber doch außergerichtlich geregelt, und die kleine Patientin ist inzwischen wieder fit, treibt Sport und tanzt, und es haben sich bei ihr keinerlei Anzeichen eines bleibenden Hüftschadens gezeigt.

Schlechter Schlaf

Außergerichtlich regeln

Ich kann verstehen, warum die Eltern dieser Patientin unzufrieden mit mir waren: Ich hätte mich in diesem Fall vergewissern müssen, ob der andere Hausarzt die Sache auch wirklich weiterverfolgte. Zwar hatte ich das in den Unterlagen des Mädchens vermerkt, aber irgendwie (ich weiß bis heute nicht, warum) war diese Notiz eben leider verloren gegangen. Außerdem hätte ich, obwohl ich nur einen Tag als Vertretung in dieser Praxis tätig gewesen war, die Eltern hinterher anrufen und fragen sollen, wie es dem Mädchen ging. Stattdessen war ich stillschweigend davon ausgegangen, dass der andere Arzt den Fall meiner Empfehlung entsprechend weiterverfolgte.

## Die sechs ehernen Gesetze für Ärzte

Als Studenten hatte man uns an der Universität sechs unumstößliche Verhaltensregeln beigebracht, deren Einhaltung sehr hoch angesetzt wurde. Verstieß ein Arzt gegen diese ehernen Gesetze, verlor er seine Praxiserlaubnis.

Unumstößliche Verhaltensregeln

**Folgendes durfte man als Arzt auf gar keinen Fall tun:**

- Alkoholismus
- Drogensucht
- Ehebruch (mit einer Patientin)
- Abtreibung (das war früher unter gar keinen Umständen erlaubt)
- Werbung (ein Arzt durfte keine Eigenwerbung betreiben)
- Zusammenarbeit mit unqualifizierten Therapeuten (beispielsweise Akupunkteuren, Heilpraktikern, Chiropraktikern etc.)

Die ersten drei Verhaltensregeln gelten auch heute noch. Ein Arzt, der zu viel trinkt, drogensüchtig ist oder sich einem Patienten/einer Patientin sexuell nähert, ist untragbar und sollte bei der Polizei und der zuständigen Beschwerdestelle (Kassenärztlichen Vereinigung etc.) angezeigt werden. Eine andere Alternative gibt es nicht. Wenn Sie lieber erst einmal mit einem anderen Arzt aus dem betreffenden Ärztezentrum oder der Praxisgemeinschaft über das Problem sprechen möchten, können Sie das gerne tun. Sie können sicher sein, dass Ihrer Beschwerde nachgegangen wird, sofern sie auf beweisbaren Fakten beruht. Bezüglich der Abtreibung hat sich die Rechtslage inzwischen geändert: Es gibt Fälle, in denen ein Schwangerschaftsabbruch erlaubt ist. Darauf näher einzugehen,

Die ersten drei Verhaltensregeln

wäre ein Thema für ein weiteres Buch. Auch die strengen Vorschriften zum Thema Eigenwerbung wurden inzwischen gelockert, obwohl Ärzte nach wie vor nicht auf unprofessionelle Weise für sich Reklame machen dürfen. Was die berufliche Zusammenarbeit mit unqualifizierten Personen angeht, so sind manche nichtärztliche Therapeuten, die früher als unseriös galten, inzwischen durchaus anerkannt.

Praxiserlaubnis verlieren

Vielleicht ist Ihnen aufgefallen, dass auf meiner Liste nichts davon steht, dass ein Arzt die Praxiserlaubnis verlieren konnte, wenn er sich inkompetent verhielt oder ihm ein Kunstfehler unterlief. Früher war das auch nicht der Fall, doch inzwischen gilt auch die Inkompetenz eines Arztes als Grund, ihm die Praxiserlaubnis zu entziehen – eine sehr sinnvolle Änderung, denn sie zwingt uns Ärzte dazu, uns über die neuesten Entwicklungen in der Medizin auf dem Laufenden zu halten. Mittlerweile sind Ärzte dazu verpflichtet, sich regelmäßig fortzubilden. Tun sie das nicht, bekommen sie in Deutschland empfindliche Kürzungen ihres Honorars als Quittung. Das dient der Sicherheit ihrer Patienten. Moderne Ärzte sollten kompetenter und effizienter sein als ihre Vorgänger. Sie als Patient sollten sich bei jedem Problem, mit dem Sie zu uns kommen, auf unsere kompetente Hilfe verlassen können. Wenn Sie das Gefühl haben, das bei Ihrem Arzt nicht zu können, dann stimmt etwas nicht, und Sie sollten alles in Ihrer Macht Stehende tun, um dieses Problem zu korrigieren. Auf jeden Fall aber sollten Sie sich, wenn Sie mit Ihrem Arzt nicht einverstanden sind, zunächst einmal bemühen, die Angelegenheit durch ein offenes Gespräch mit ihm zu klären, statt sofort den Arzt zu wechseln.

Kompetente Hilfe

Obwohl ich zugebe, dass der Grund für ein Zerwürfnis zwischen Arzt und Patient oft beim Arzt liegt, sollten Sie auch Ihre eigene Einstellung und den Beitrag, den Sie vielleicht zu dem Problem geleistet haben, selbstkritisch betrachten. Im nächsten Kapitel werde ich Sie bitten, Ihren Umgang mit Ihrem Arzt und seinen Mitarbeitern und Mitarbeiterinnen offen und ehrlich zu analysieren. Aber keine Sorge – auch der Humor kommt dabei nicht zu kurz!

# 11 Sind Sie ein Traumpatient – oder eher ein Alptraum?

Wenn Sie mit der Lektüre dieses Buches bis hierher gekommen sind, ist Ihnen wahrscheinlich inzwischen klar geworden, dass der Arzt seine Sprechstunde gut organisieren muss und dass Zeit ein kostbares Gut ist – für den Arzt ebenso wie für seine Patienten. Also nutzen Sie unsere gemeinsame Zeit gut, denn dann können wir Ihnen besser helfen! Ärzte sind schließlich auch nur Menschen, und wir können leider nicht umhin, uns aufgrund ihrer Reaktionen oder ihres Verhaltens über bestimmte Patienten eine persönliche Meinung zu bilden. Aber natürlich geben wir uns große Mühe, uns von dieser Meinung nicht in unserem Umgang mit den Patienten beeinflussen zu lassen. Ich bin sicher, den meisten Ärzten gelingt das auch.

Gemeinsame Zeit nutzen

Was glauben Sie wohl, was Ihr Hausarzt von Ihnen hält? Sind Sie ein Traumpatient – oder eher ein Alptraum? Damit Sie Ihr Verhalten als Patient selbst bewerten können, habe ich diesen (natürlich nicht ganz ernst gemeinten und nur aus der Sicht des Arztes erstellten) Fragebogen für Sie ausgearbeitet. Zählen Sie einfach am Schluss Ihre Punkte zusammen, dann werden Sie sich diese Frage sicherlich ganz gut beantworten können …

Fragebogen

## Fragebogen

**1. Sind Sie schon einmal mit Zigeunerrock, Fischernetzen und Stöckelschuhen bekleidet in die Praxis Ihres Arztes gekommen?**

Ja: 3 Punkte. Nein: 0 Punkte.
Wenn Sie die Frage mit Ja beantwortet haben und über sechzig sind, verdoppeln Sie bitte Ihre Punktzahl. Wenn Sie ein Mann sind (egal welchen Alters), multiplizieren Sie sie mit 10.

**2. Wie viele der folgenden Substanzen nehmen Sie täglich ein?**

Geben Sie sich für jedes dieser Mittel einen Punkt. Wenn es mehr als drei sein sollten, multiplizieren Sie Ihre Punktzahl mit 3, wenn es mehr als fünf sind, multiplizieren Sie sie mit 10: Nachtkerzenöl, Echinacea, Betakarotin, Vitamin A, B, C, D, E oder K (jedes Vitamin gibt einen Punkt), Fischölkapseln, Zink, Ginkgo biloba, Grünlippmuschel, Johanniskraut.

**3. Wie dick sind Ihre Patientenakten?**

Weniger als einen Zentimeter: 0 Punkte. Ein bis zweieinhalb Zentimeter: 1 Punkt. Mehr als fünf Zentimeter: 4 Punkte. Falls Ihre Patientenunterlagen ein halbes Regalfach einnehmen: 10 Punkte.

**4. Wie oft haben Sie Ihrem Arzt schon einen Zeitschriftenartikel oder einen Internetdownload über Ihre Erkrankung mitgebracht?**

Noch nie: 0 Punkte, ansonsten geben Sie sich bitte für jedes Mal einen Punkt. Wenn Sie das schon über dreimal getan haben, multiplizieren Sie Ihre Punktzahl mit 10.

**5. Wie viele vom Arzt verschriebene Medikamente haben Sie in Ihrem Arzneischränkchen, bei denen das Haltbarkeitsdatum bereits abgelaufen ist (die Sie also nicht eingenommen haben)?**

Geben Sie sich für jedes abgelaufene Medikament einen Punkt. Wenn es mehr als fünf sein sollten, multiplizieren Sie Ihre Punktzahl mit 10.

**Fragebogen**

**6. Wie oft haben Sie Ihrem Arzt schon gesagt, dass Ihnen von einem Medikament, das er Ihnen verschrieben hat, übel geworden ist oder dass Sie Nebenwirkungen gespürt oder eine Allergie davon bekommen haben?**

Noch nie oder nur einmal: 0 Punkte, ansonsten geben Sie sich bitte für jedes Mal 2 Punkte. Wenn das schon mehr als fünfmal vorgekommen ist, multiplizieren Sie Ihre Punktzahl mit 20.

**7. Haben Sie sich, nachdem das Gespräch mit Ihrem Arzt schon abgeschlossen war und Sie bereits an der Tür standen, noch einmal umgedreht und gesagt: »Ach, da ist noch etwas, was ich gerne mit Ihnen besprechen wollte, Herr Doktor ...«**

Wenn Sie das bisher nur einmal gemacht haben, geben Sie sich bitte 10 Punkte, für jedes weitere Mal erhalten Sie 20 Punkte.

**8. Sie sind wegen eines neuen Problems in die Sprechstunde Ihres Arztes gekommen. Er hat das Problem mit Ihnen besprochen und Ihnen ein Rezept ausgestellt. Haben Sie anschließend schon einmal gesagt: »Ach, Herr Doktor, weil Sie gerade beim Rezepteschreiben sind – könnten Sie mir bitte auch noch ein Wiederholungsrezept für das Medikament XY ausstellen?«**

Geben Sie sich für jedes Mal 2 Punkte. Wenn Sie Ihrem Arzt Mühe und Zeitaufwand ersparen wollten und deshalb die Rezeptionistin auf das Wiederholungsrezept angesprochen haben, dürfen Sie sich 10 Punkte von Ihrer Gesamtpunktzahl abziehen.

**9. Bewahren Sie eine Ausfertigung Ihrer medizinischen Unterlagen und all Ihre Röntgenbilder bei sich zu Hause auf, um sie jedes Mal in die Praxis mitzubringen und mit Ihrem Arzt zu besprechen?**

Nein: 0 Punkte, Ja: 10 Punkte.

**Fragebogen**

**10. Ihr Arzt hat Ihnen ein Medikament verschrieben, aber Ihre Schwester, Ihr Bruder, Ihre Cousine oder Ihr Mann sagt, dass dieses Arzneimittel nicht das richtige ist/dass die Dosis nicht stimmt/dass sie davon eine Allergie oder schwere Nebenwirkungen bekommen haben/dass das Mittel Ihnen nicht helfen wird.**

Sie hören nicht darauf: 0 Punkte. Sie gehen noch einmal zu Ihrem Arzt und berichten ihm von diesen Befürchtungen: 1 Punkt. Sie setzen das Medikament sofort ab, weil Sie dem Urteil dieser medizinischen Laien mehr vertrauen als dem Ihres Arztes: 10 Punkte.

**11. Hat Ihr Arzt Sie schon einmal gebeten, mit dem Rauchen aufzuhören, und Sie haben sich nicht daran gehalten?**

Geben Sie sich für das erste Mal 2 Punkte, für das zweite Mal 5 Punkte und für das dritte und alle weiteren Male 50 Punkte. Falls Sie noch nie geraucht haben, dürfen Sie 10 Punkte von Ihrer Gesamtpunktzahl abziehen, wenn Sie das Rauchen auf die erste Aufforderung Ihres Arztes hin aufgegeben haben, gibt es 5 Minuspunkte.

**12. Haben Sie, als die große Vogelgrippenpanik ausbrach, darauf bestanden, dass Ihr Arzt Ihnen und Ihrer Familie ein Rezept über Tamiflu ausstellt?**

Nein: 0 Punkte, Ja: 5 Punkte.

**13. Wie haben Sie auf die große Panikwelle wegen unerwünschter Wirkungen des MMR-Impfstoffs (Masern, Mumps, Röteln) reagiert?**

Wenn Sie sich nicht um die Gerüchte gekümmert haben, dass dieser Impfstoff möglicherweise schwere Krankheiten verursacht, und Ihre Kinder trotzdem impfen ließen, dürfen Sie 5 Punkte von Ihrer Gesamtpunktzahl abziehen. Wenn Sie sich deshalb Sorgen gemacht, Ihre Bedenken mit dem Arzt besprochen und die MMR-Impfung anschließend akzeptiert haben: 0 Punkte. Wenn Sie daran geglaubt haben und Ihre Kinder daraufhin nicht impfen ließen oder um Einzelimp-

**Fragebogen**

fungen gegen Masern, Mumps und Röteln baten: 10 Punkte. Wenn Sie immer noch glauben, dass der MMR-Impfstoff Autismus, Darmerkrankungen oder irgendwelche anderen schlimmen Krankheiten verursachen kann, und Ihre Kinder deshalb nicht impfen lassen: 100 Punkte.

---

**14. Wie oft haben Sie schon einen anderen Arzt um eine zweite Meinung gefragt, weil Sie dem Urteil Ihres Haus- oder Facharztes nicht vertrauten?**

Niemals oder nur einmal: 0 Punkte. Zweimal oder öfter: Bitte geben Sie sich für jedes Mal 3 Punkte. Falls das schon fünfmal oder noch öfter vorgekommen sein sollte, multiplizieren Sie Ihre Punktzahl mit 20.

---

**15. Glauben Sie, dass naturheilkundliche Mittel sicherer sind und besser wirken als moderne Medikamente?**

Wenn nicht: 0 Punkte, falls Sie im Zweifel sind: 2 Punkte, wenn Sie Naturheilmitteln den Vorzug geben: 10 Punkte.

---

**16. Wie viele Therapeuten und Berater nehmen Sie außer Ihrem Hausarzt noch in Anspruch (ohne ihm etwas davon zu sagen): Homöopath, Osteopath, Chiropraktiker, Akupunkteur, Reflexzonentherapeut, Irisdiagnostiker, Astrologe, Kolon-Hydro-Therapeut, Reiki-Heiler, Kräuterheilkundiger, Kristalltherapeut, Geistheiler, Hot-Stone-Massagetherapeut?**

Wenn Sie zu keinem anderen Therapeuten außer Ihrem Arzt gehen: 0 Punkte, ansonsten geben Sie sich für jeden dieser Therapeuten bzw. Berater 2 Punkte und multiplizieren Sie diese Zahl mit 10, falls es mehr als drei verschiedene nichtärztliche Therapeuten sein sollten.

---

**17. Wie oft haben Sie eine Behandlung mit Antibiotika/Antidepressiva/Antipsychotika/Medikamenten gegen Herz-Kreislauf-Erkrankungen oder anderen wichtigen rezeptpflichtigen Arzneimitteln schon vorzeitig abgebrochen, ohne Ihrem Arzt etwas davon zu sagen?**

**Fragebogen**

Falls noch nie: Bitte ziehen Sie 5 Punkte von Ihrer Gesamtpunktzahl ab! Falls ein- oder zweimal: 0 Punkte, falls dreimal oder noch öfter, geben Sie sich bitte für jedes Mal 2 Punkte.

**18. Sind Sie von illegalen Drogen abhängig?**

Wenn nicht: 0 Punkte. Bei Cannabis-Abhängigkeit: 20 Punkte. Bei härteren Drogen: 200 Punkte.

**19. Haben Sie ein Alkoholproblem, das Sie trotz aller Bemühungen Ihres Arztes nicht in den Griff bekommen?**

Wenn nicht: 0 Punkte. Falls bei Ihnen bereits erste alkoholbedingte Schäden festgestellt wurden und Sie daraufhin wirklich mit dem Trinken aufgehört haben, dürfen Sie sich 20 Minuspunkte geben. (Solche Patienten lieben wir!) Wenn Sie immer noch zu viel trinken, geben Sie sich 10 Punkte. Wenn Sie ab und zu betrunken in die Arztpraxis kommen: 200 Punkte. Falls Sie sich im Alkoholrausch schon einmal aggressiv gegen Rezeptionistin, Arzthelferinnen, Krankenschwestern oder Ärzte verhalten haben, geben Sie sich 500 Punkte – und gehen Sie am besten nicht mehr hin.

**20. Haben Sie kleine Kinder?**

Dann dürfen Sie sich 10 Minuspunkte geben. Alle Hausärzte wissen, wie schwierig es ist, Kinder großzuziehen, und haben (so hoffe ich zumindest) großes Verständnis für Sie – egal welche Probleme Sie mit Ihren Kindern haben.

**21. Gehen Sie regelmäßig zu den empfohlenen Vorsorgeuntersuchungen beim Frauen-/Männerarzt?**

Falls ja: 0 Punkte. Falls nein: 10 Punkte.

**22. Wie oft haben Sie im Lauf der Jahre schon den Haus- oder Facharzt gewechselt, obwohl Sie immer noch im selben Ort wohnen?**

**Fragebogen**

Noch nie oder nur einmal: 0 Punkte. Zwei- oder dreimal: 10 Punkte. Viermal oder noch öfter: 100 Punkte.

**23. Haben Sie die Telefonnummer Ihres Hausarztes als Schnellwahlnummer abgespeichert?**

Nein: 0 Punkte. Ja: 10 Punkte – es sei denn, Sie haben kleine Kinder (in so einem Fall ist alles verzeihlich) oder leiden an einer schwer wiegenden Erkrankung, wegen der Sie oft dringend ärztliche Hilfe benötigen.

## Auswertung des Fragebogens

Welche Punktzahl haben Sie erreicht? Der absolute Traumpatient hat natürlich 0 Punkte oder sogar Minuspunkte. Doch auch wenn Sie nur 20 Punkte oder weniger haben, sind Sie immer noch für jeden Arzt ein absoluter Wunschpatient. 20 bis 40 Punkte entsprechen dem Profil des Durchschnittspatienten. Keine Sorge: Auch solche Patienten lieben wir immer noch.

Traumpatient

Mit über 40 Punkten gehören Sie zur Gruppe der Patienten, bei denen man als Arzt ein etwas flaues Gefühl im Magen bekommt, wenn man sie sieht, und bei über 60 Punkten sind Sie einer jener Patienten, wegen denen Ärzte immer wieder einmal mit dem Gedanken spielen, ihren Beruf aufzugeben – ein echter Alptraum!

Falls Sie 300 oder noch mehr Punkte haben sollten, frage ich mich, warum Sie sich überhaupt noch die Mühe machen, zu Ihrem Arzt hinzugehen. Offensichtlich haben Sie doch sowieso kein Vertrauen zu ihm oder sind überzeugt davon, dass das, was er für Ihre Gesundheit tut, Ihnen ohnehin nicht hilft!

Kein Vertrauen

Ich habe diesen Fragebogen und das Punktesystem selbst entwickelt, beides ist also nicht validiert[13]. Ich halte es aber für eine wertvolle Hilfe für jeden Hausarzt und habe nichts dagegen, wenn meine Kollegen den Fragebogen in ihrer Praxis verwenden. Ich bin sicher, dass ein Arzt eine ganze Menge über einen neuen Patienten erfährt, wenn er ihn diese Fragen beantworten lässt.

Natürlich sind nicht alle Fragen ernst gemeint.

Zu Frage 1

● Zu Frage 1 hat mich beispielsweise eine ältere Patientin inspiriert, die tatsächlich einmal in diesem Aufzug in meine Praxis kam, weil sie meinte, dass ein Zi-

[13] Für gültig erklärt

geunerrock und Fischernetze mich aufheitern würden. Wahrscheinlich ist ihr das sogar gelungen, denn obwohl inzwischen schon 20 Jahre vergangen sind, habe ich diesen Vorfall immer noch nicht vergessen. Aber die anderen Fragen berühren schon ein paar sensible Faktoren, die dem Arzt seine Sprechstunde oft schwerer machen, als sie eigentlich sein müsste.

Zu Frage 2

● Wenn Sie beispielsweise bei Frage 2 eine hohe Punktzahl erreicht haben, deutet das darauf hin, dass Sie auf alle Modetrends und raffinierten Werbestrategien der Gesundheitsindustrie hereinfallen und Präparate schlucken, deren Wirkung gar nicht bewiesen ist. Wenn Sie ein einigermaßen gesunder Mensch sind und sich normal ernähren, gibt es keine Beweise dafür, dass Sie durch die Einnahme von Vitamin- oder Mineralstoffpräparaten oder Nahrungsergänzungsmitteln (was auch immer das heißen soll) gesünder werden können. An der Einnahme solcher Mittel kann der Arzt ablesen, dass Ihre Einstellung nicht unbedingt mit unserem modernen Gesundheitsverständnis übereinstimmt.

Zu Frage 3

● Besonders dicke Patientenunterlagen (Frage 3) sind natürlich durchaus akzeptabel, wenn Sie an einer chronischen Krankheit leiden, die vieler Kontrolluntersuchungen und Behandlungen bedarf. Wenn nicht, kann so eine dicke Patientenakte aber auf überdurchschnittlich häufige Arztbesuche hindeuten. Gehen Sie wegen jedem kleinen Wehwehchen gleich zum Arzt? Dann denken Sie einmal an die Geschichte von dem kleinen Jungen, der sich einen Spaß daraus machte, immer »Ein Wolf! Ein Wolf!« zu rufen, obwohl in Wirklichkeit gar kein Wolf da war. Und als dann doch einmal einer kam, glaubte ihm niemand mehr, und der Junge wurde von dem Wolf gefressen. Genauso geht es uns Ärzten, wenn ein Patient zu oft zu uns kommt:

Vielleicht nehmen wir dann auch die warnenden Symptome einer echten Krankheit nicht mehr ganz so ernst, weil wir denken, es sei nur eine seiner üblichen eingebildeten Krankheiten. Natürlich bemühen wir uns nach Kräften, diesen Fehler nicht zu machen, aber Ärzte sind schließlich auch nur Menschen. Das Dicke-Patientenakten Syndrom ist übrigens mittlerweile im Aussterben begriffen, da die Patientendaten jetzt auf dem Computer gespeichert werden, aber das macht die Sache nur noch schlimmer: Wenn wir Dutzende von Patienteninformationen auf dem Bildschirm durchscrollen müssen, ist es manchmal noch schwieriger für uns, das Wichtigste über einen Patienten zu erfassen, als wenn wir die Informationen in Papierform vor uns haben. Das ist für uns Ärzte heute ein echtes Problem.

Zu Frage 4

● Frage 4 berührt ein ernstes Thema: medizinische Informationen aus dem Internet. Heutzutage findet man im Internet über jedes Symptom und jede Krankheit Hunderte, wenn nicht gar Tausende von Seiten. Leider werden viele dieser Texte von selbst ernannten Experten ohne jede medizinische Ausbildung oder von Patienten verfasst, die – oberflächlich betrachtet – vielleicht ein ähnliches Problem haben wie Sie. Da finden Sie jede Menge Selbstdiagnosen und Eigentherapien. Daher betrachten wir Ärzte solche Internetseiten mit Misstrauen. Ich hole mir meine Informationen aus den Webseiten des *British Medical Journal* und des *Lancet,* weil ich weiß, dass die Artikel dort von medizinischen Experten stammen und außerdem immer noch von einem ärztlichen Kollegen geprüft werden. Auf solche Informationen kann ich mich verlassen. Im deutschsprachigen Raum gibt es ebenso seriöse Informationsquellen für Ärzte, die auch stark genutzt werden. Patienten können sich immer sinnvoll zum Beispiel bei netdoktor.de oder bei ihren Krankenkassen ergänzend schlau machen, aber auch bei seriösen Verlagen, die mit ärztlicher Ratgeberliteratur auf dem Markt sind.

Zu Frage 5

● In Frage 5 geht es darum, wie konsequent Sie die Empfehlungen Ihres Arztes befolgen. Wenn Sie Ihre Medikamente nicht so einnehmen, wie er es Ihnen rät, erreichen Sie damit bestenfalls nicht die gewünschten Resultate, schlimmstenfalls kann Ihr Gesundheitszustand sich dadurch sogar verschlechtern. Und wenn Arzneimittel, bei denen das Haltbarkeitsdatum schon längst abgelaufen ist, immer noch zu Hause aufbewahrt werden, besteht außerdem immer die Gefahr, dass jemand, für den sie gar nicht bestimmt sind, diese Medikamente einnimmt. Aber die eigentliche Botschaft solcher nicht eingenommenen Arzneimittel lautet, dass Sie eigentlich gar kein Vertrauen zu Ihrem Arzt haben, deshalb wird ein solches Verhalten in dem Fragebogen mit einer hohen Punktzahl bewertet.

Zu Frage 6

● Unerwünschte Reaktionen auf Medikamente (Frage 6) kommen vor, also ist es durchaus akzeptabel, wenn Sie die Frage mit Ja beantwortet haben. Aber wenn bei Ihnen Arzneimittel ganz verschiedener Medikamentenklassen häufig Nebenwirkungen hervorrufen, deutet das eher auf einen inneren Widerstand gegen die Einnahme von Arzneimitteln hin als auf eine echte unerwünschte Medikamentenreaktion. Alle modernen Arzneimittel werden vor und nach ihrer Markteinführung gründlich untersucht. Natürlich ist es möglich, dass Sie auf ein oder vielleicht auch zwei verschiedene Medikamente überempfindlich reagieren, doch die Chance, bei drei oder noch mehr Arzneimitteln unerwünschte Nebenwirkungen zu entwickeln, ist so gering, dass das Problem dann wahrscheinlich eher bei Ihnen als bei den Medikamenten liegt. Das macht es für uns Ärzte sehr schwierig, Sie zu behandeln, weil hinter Ihren »Nebenwirkungen« in Wirklichkeit wohl ein grundsätzliches Misstrauen gegen alle Arzneimittel steckt. Sicherlich ist Ihnen inzwischen schon aufgefallen, dass es in diesem Kapitel immer wieder um das Thema Vertrauen geht …

● Frage 7: Ein Patient, der die Hand schon an der Türklinke hat und dem dann in letzter Minute doch noch eine Frage einfällt, die er seinem Arzt stellen möchte, ist bei uns nicht sonderlich beliebt. Versetzen Sie sich bitte einmal in unsere Lage hinein: Wir glauben, Ihr Problem gelöst zu haben, entspannen uns und bereiten uns innerlich schon auf den nächsten Patienten vor, und da lassen Sie in letzter Sekunde noch eine Bombe platzen: »Übrigens, Herr Doktor …« und beginnen dem Arzt Ihre Schwindelanfälle und das taube Gefühl in Ihren Beinen zu beschreiben. Das heißt, Sie haben sich Ihre wichtigsten Symptome für eine beiläufig hingeworfene Bemerkung ganz am Ende Ihres Arzttermins aufgespart. So etwas haben wir nicht sehr gern, denn um den Ursachen dieser Symptome auf die Spur zu kommen, brauchen wir mindestens noch weitere 15 Minuten – und das, nachdem wir die Erhebung Ihrer Anamnese und Ihre Untersuchung eigentlich bereits abgeschlossen hatten. Am liebsten würde ich zu so einem Patienten sagen: »Bitte machen Sie einen neuen Termin mit meiner Sprechstundenhilfe aus, damit wir uns mit diesem Problem befassen können.« Aber das geht nicht, denn vielleicht fehlt Ihnen ja etwas Ernstes, was dringend behandelt werden muss. Also setze ich mich seufzend hin und beginne mit der Anamnese und Untersuchung wieder ganz von vorn. In so einer Situation bin ich dann aber vielleicht nicht ganz so gut drauf, wie ich es als Arzt eigentlich sein sollte.

Zu Frage 7

● Bei Frage 8 geht es um das Thema Etikette. Ein

Zu Frage 8

Wiederholungsrezept auszustellen dauert mit allem organisatorischen Drum und Dran mehrere Minuten. Denn dazu muss der Arzt erst einmal in Ihren Patientenunterlagen nachschauen, prüfen, ob das gewünschte Rezept auch korrekt ist, das Rezeptformular ausdrucken und unterschreiben. Für mich ist es viel praktischer, so etwas außerhalb meiner Sprechstundenzeiten zu erledigen und dann alle Wiederholungsrezepte für den betreffenden Tag in einem Aufwasch abzuarbeiten, denn in meiner Sprechstundenzeit will ich eigentlich ganz für meine Patienten da sein. Also bitten Sie mich lieber nicht, Ihnen während meiner Sprechstunde ein Wiederholungsrezept auszustellen, sondern fragen Sie die Rezeptionistin danach, die dann alles für mich vorbereitet.

Zu Frage 9

● Dass Patienten medizinische Unterlagen bei sich zu Hause aufbewahren, die sie in die Sprechstunde mitbringen, um mit ihrem Arzt darüber zu diskutieren (Frage 9), kommt nicht sehr häufig vor. Im Grunde genommen bin ich hundertprozentig dafür, dass ein Patient sich möglichst umfassend über seine Krankheit informiert, und gewähre meinen Patienten auf Wunsch jederzeit Einblick in ihre Untersuchungsergebnisse und sonstigen Unterlagen. Allerdings habe ich den Eindruck, dass Leute, die ihre Unterlagen und Untersuchungsergebnisse bei sich zu Hause aufbewahren, das nicht tun, um diese Informationen anderen ihnen nahe stehenden Menschen zeigen zu können, sondern weil sie das Gefühl haben, mehr über ihre Krankheit zu wissen als ihr Arzt. Sie wollen die Unterlagen in ihrem Besitz haben, weil sie meinen, die alleinige Verantwortung für ihre Erkrankung zu tragen, und der Ansicht sind, dass der Arzt eigentlich nichts zu sagen hat. Wenn der Patient selbst Arzt ist, mag das ja noch halbwegs gerechtfertigt sein (obwohl ich auch in so einem Fall finde, dass ein Patient seinem behandelnden

Arzt vertrauen sollte), aber wenn Sie kein Mediziner sind, halte ich eine solche Einstellung schlichtweg für gefährlich. Heutzutage ist die Arzt-Patienten-Beziehung viel partnerschaftlicher als früher. Niemand wünscht sich die Zeiten des eingangs erwähnten viktorianischen Arztes Luke Fildes zurück, doch schließlich ist Ihr Arzt derjenige, der eine medizinische Ausbildung absolviert hat und sein medizinisches Wissen auch regelmäßig auf den neuesten Stand bringt. Sie dagegen haben lediglich Erfahrungen mit Ihrer eigenen Erkrankung und sollten Ihrem Arzt daher nicht vorschreiben, wie er Sie zu behandeln hat. Natürlich können und sollen Sie mit ihm diskutieren und alle Entscheidungen gemeinsam mit ihm treffen, aber Vorschriften sollten Sie ihm nicht machen.

Zu Frage 10

● Bei Frage 10 geht es im Grunde um dasselbe Thema: Wenn Sie bei dieser Frage auf eine hohe Punktzahl gekommen sind, sind Sie insgeheim überzeugt davon, dass die medizinischen Kenntnisse Ihres Nachbarn oder Ihrer Angehörigen genauso fundiert sind wie die Ihres Arztes. Sie räumen fremden Menschen das Recht ein, über Ihre Diagnose und Therapie zu befinden, statt sich dabei auf Ihren Arzt oder auch nur auf Ihr eigenes Urteil zu verlassen. Damit geben Sie ihm im Grunde genommen zu verstehen, dass Sie kein Vertrauen zu ihm haben. Wenn Sie eine so geringe Meinung von Ihrem Arzt haben, sollten Sie einmal darüber nachdenken, warum das so ist. Und auch Ihre Meinung von sich selbst kann nicht sehr hoch sein, wenn Sie glauben, dass ein medizinischer Laie, der zufällig mit Ihnen verwandt ist, mehr über Ihre Erkrankung weiß als Sie selbst. So etwas ist schlicht und einfach unlogisch.

Zu Frage 11

● Falls Sie sich bei Frage 11 eine hohe Punktzahl geben mussten: Wozu gehen Sie dann eigentlich überhaupt noch zu Ihrem Arzt? Wahrscheinlich leiden Sie bereits an einer durch das Rauchen verursachten (oder zumindest mitverursachten) Erkrankung. Trotzdem rauchen Sie immer noch weiter. Ich möchte an dieser Stelle nicht auf die Gründe eingehen, die dafür sprechen, mit dem Rauchen aufzuhören, diese Argumente habe ich ja bereits in einem anderen Kapitel ausführlich dargelegt, und außerdem müssten Sie sie ohnehin bereits kennen, wenn Sie bisher nicht auf einem anderen Planeten gelebt haben. Falls Sie an einer chronischen Lungenkrankheit, Lungenkrebs, einer Herz-Kreislauf-Erkrankung oder Blasen-, Rachen- oder Nierenkrebs leiden und trotzdem immer noch rauchen, hat es keinen Sinn, Ihren Arzt um Rat zu fragen, er kann unter solchen Umständen ohnehin nicht viel für Sie tun. Sinnvoller wäre es, zu einem Anwalt oder Notar zu gehen, um sich bei Ihrem Testament beraten zu lassen. Ihr Arzt wird Ihnen nur dann wirklich helfen können, wenn Sie zumindest versuchen, seine Ratschläge zu befolgen. Mit dem Rauchen aufzuhören ist ein kleines Zeichen Ihrer Bereitschaft, etwas für Ihre Gesundheit zu tun. Wenn Sie dazu nicht bereit sind, wird Ihr Zustand sich unweigerlich immer weiter verschlechtern, auch wenn Sie noch so eine gute Therapie erhalten.

Zu Frage 12 und 13

● In Frage 12 und Frage 13 geht es um Patienten, die sich allzu leicht von medizinischen Horrormeldungen beeinflussen lassen und mehr auf die negativen Schlagzeilen der Massenmedien hören als auf ihren Arzt. Wenn Sie etwas Negatives über einen Impfstoff gehört oder gelesen haben (und so etwas lässt sich eigentlich kaum vermeiden, da die Gruppe der Impfgegner sehr groß ist), besprechen Sie diese Angelegenheit bitte erst einmal in aller Ruhe mit Ihrem Arzt, ehe Sie eine Entscheidung treffen, die Sie später vielleicht bereuen werden. Es ist viel einfacher, der sensationellen Horrormeldung auf der Titelseite einer Zeitung oder

Zeitschrift Glauben zu schenken, als die ausführliche, differenziertere Darstellung im Innenteil zu lesen – denn gute Nachrichten sind nun einmal weniger spektakulär als schlechte. Ich bin in Bezug auf den MMR-Impfstoff der gleichen Meinung wie jeder moderne Arzt, der eine evidenzbasierte[14] Medizin praktiziert: Ich halte die Horrormeldungen über diesen Impfstoff für Unsinn. Ich spreche mit meinen Patientinnen und Patienten über die erwiesenen Daten und Fakten, die dafür sprechen, diesen Impfstoff einzusetzen, und zeige ihnen die Ergebnisse groß angelegter Studien und Untersuchungen, die zeigen, wie schlecht und unwissenschaftlich die Forscher gearbeitet haben, die für diese Panikmache verantwortlich sind. Das Gleiche gilt für die Vogelgrippenhysterie. Falls Sie solche oder ähnliche Sorgen haben, sollten Sie keine voreiligen Schlüsse ziehen, sondern das Problem lieber erst einmal mit Ihrem Arzt besprechen: Er wird Ihnen eine sachliche, objektive Einschätzung der Situation liefern, die entweder auf seiner persönlichen Erfahrung oder auf seiner Lektüre medizinischer Fachzeitschriften basiert.

● Auch in Frage 14 geht es wieder um die notwendige Vertrauensbasis zwischen Arzt und Patient. In schwierigen Fällen oder wenn ein Patient begründete Zweifel an einer Diagnose oder Therapieempfehlung hat, ist es durchaus sinnvoll, die Meinung eines zweiten Arztes einzuholen, dieser Ansicht werden sich sicherlich alle meine Kollegen anschließen. Ich selbst habe auch schon in vielen Fällen, bei denen ich mir unsicher war, einen anderen Haus- oder Facharzt nach seiner Meinung gefragt. So etwas in ausgewählten Einzelfällen zu tun ist durchaus nicht verkehrt. Aber wenn Sie immer wieder eine zweite Meinung einholen, wird Ihr

Zu Frage 14

[14] An den sichtbaren Erfolgen orientiert

Arzt mit der Zeit den Eindruck gewinnen, dass Sie nicht auf sein Urteil vertrauen. Dann ist es höchste Zeit für ein offenes Gespräch, in dem Sie Ihrem Arzt erklären, warum Sie im Hinblick auf seinen Umgang mit Ihrer Krankheit so unsicher sind. Durch ein solches Gespräch lassen sich oft viele Zweifel und Probleme aus der Welt schaffen. Falls Sie dazu nicht bereit sind, ist es vielleicht tatsächlich am besten, den Arzt zu wechseln. Dann bekommen Sie Ihre gewünschte zweite Meinung – aber was tun Sie, wenn Ihr neuer Arzt der gleichen Meinung ist wie der erste? Fragen Sie dann noch einen dritten Arzt, bis Ihnen irgendjemand genau das sagt, was Sie hören möchten? Es gibt viele Patienten, die ein solches »Doctor-Hopping« betreiben – und sich mit ihrem ständigen Arztwechsel ganz gewiss keinen Gefallen tun.

Zu Frage 15 und 16

● Ihre Antworten auf Frage 15 und 16 verraten mir, ob Sie viel von Alternativ- oder Komplementärmedizin halten. Daran ist an und für sich nichts auszusetzen, aber wenn Sie die Dienste solcher Therapeuten in Anspruch nehmen, *müssen* Sie Ihren behandelnden Hausarzt unbedingt darüber informieren, denn solche alternativen Therapien können die Wirkung Ihrer schulmedizinischen Behandlung beeinträchtigen oder in unerwünschte Wechselwirkung dazu treten. Denken Sie daran: Um wirken zu können, muss ein Medikament das biochemische oder mikrobiologische System in Ihrem Organismus beeinflussen, das irgendwie aus dem Gleichgewicht geraten ist. Egal, ob es sich bei diesem Arzneimittel um ein modernes, verschreibungspflichtiges Medikament handelt, bei dem wissenschaftliche Studien bewiesen haben, dass es gut wirkt und relativ sicher ist (kein Medikament, das wirkt, ist hundertprozentig sicher), oder um ein alternatives Heilmittel, für dessen Wirkung oder Sicherheit es keinerlei Beweise gibt – wenn Ihre Krankheit sich dadurch bessert, dann übt dieses Arzneimittel auf jeden Fall eine biochemische Wirkung in Ihrem Körper aus. Und eine solche positive Wirkung kann logischerweise auch mit unerwünschten Nebenwirkungen einhergehen. Deshalb müssen alle modernen Arzneimittel, ehe sie auf den Markt kommen, strengen Tests und Untersuchungen unterzogen werden, die die für die Sicherheit von Medikamenten zuständige Europäische Arzneimittelagentur (EMEA) festgelegt hat. Das Problem ist, dass keines der alternativ- oder komplementärmedizinischen Mittel auf die gleiche Weise untersucht und bewertet worden ist. Sie gehen damit also ein unbekanntes Risiko ein – nämlich dass das Mittel möglicherweise nicht wirkt oder Ihnen vielleicht sogar schadet. Solche alternativen Therapien haben nämlich keine magische heilende Wirkung, die die schulmedizinischen Medikamente nicht besitzen. In den letzten 50 Jahren haben wir großartige Fortschritte in der Entwicklung moderner Medikamente und anderer Therapien gemacht, die Menschenleben retten können. Alternative Heilverfahren gibt es schon seit Jahrtausenden. Warum haben diese Mittel nicht die medizinischen Wunder bewirkt, die ihnen immer wieder zugeschrieben werden? Die meisten Ärzte tolerieren es, wenn ihre Patienten sich alternativen Therapien unterziehen, wir können nur hoffen, dass Sie unsere lebensrettenden Medikamente trotzdem einnehmen, wenn Sie sie brauchen. Wir alle kennen Patienten mit schweren Krankheiten (häufig Krebs), die sich auf die Suche nach einem Wunderheiler begeben haben und von ihm womöglich dazu überredet wurden, ihre schulmedizinischen Krebsmedikamente nicht mehr einzunehmen. Solche Geschichten enden meistens sehr traurig.

Zu Frage 17

● Frage 17 ergibt sich aus der vorhergehenden Frage. Unsere modernen Medikamente sind wirksam, das ist eindeutig erwiesen. Jeder Arzt, der wie ich schon ein bisschen Erfahrung in seinem Beruf hat, kann Ihnen Dutzende von Krankheiten aufzählen, an denen die Menschen noch vor ein paar Jahren gestorben sind. Dank neuer Arzneimittel können sie jetzt überleben – weil diese Mittel tatsächlich wirken. Das tun sie aber häufig nur dann, wenn man sie genau in der richtigen Dosis und über den erforderlichen Zeitraum einnimmt. Normalerweise macht es nichts aus, wenn man zwischendurch einmal eine Tablette vergisst, doch eine medikamentöse Therapie einfach abzubrechen, ohne Ihren Arzt zu fragen, kann schlimme Folgen haben. Wenn man ein Antibiotikum gegen eine Prostatainfektion beispielsweise zu kurz einnimmt, kann das zu einer erneuten Infektion führen – diesmal vielleicht mit einem Bakterium, das gegen Antibiotika resistent ist. Wenn man die Einnahme eines modernen Antidepressivums mittendrin abbricht, kann das zu grauenvollen Alpträumen und einer Wiederkehr der Depression führen. Wenn Sie eine Kortikosteroid-Therapie vorzeitig abbrechen, kann Ihr Blutdruck rapide absinken. Und wenn Sie ein blutdrucksenkendes Medikament absetzen, kann Ihr Blutdruck so sehr in die Höhe schießen, dass Sie schlaganfallgefährdet sind. Falls Sie also wegen einer schwer wiegenden Erkrankung in Dauerbehandlung sind, sollten Sie sich stets darüber im Klaren sein, warum Sie Ihre Medikamente einnehmen müssen und was passieren kann, wenn Sie sie vorzeitig oder zu plötzlich absetzen.

Zu Frage 18 und 19

● Die Fragen 18 und 19 bedürfen eigentlich keines weiteren Kommentars. Leider haben immer mehr Menschen Drogen- und Alkoholprobleme, wir Ärzte haben häufig mit Patienten zu tun, die sich damit ihr Leben ruiniert haben. Solche Patienten können uns zur Verzweiflung bringen, weil wir ihrem Problem oft so machtlos gegenüberstehen. Ich nehme an, wenn Sie sich dieses Buch gekauft haben, gehören Sie nicht zu den Leuten, die alkohol- oder drogensüchtig sind, denn dann bräuchten Sie Ihr Geld für die Befriedigung Ihrer Sucht. Deshalb möchte ich nun gleich auf die nächste Frage eingehen, die mir besonders gut gefällt.

Zu Frage 20

● Frage 20: Als ich über meine Fragen nachdachte, gab ich sie meiner Schwiegertochter und meinem Sohn zu lesen, die zwei wunderbare Kinder haben (natürlich sind sie wunderbar – schließlich bin ich ihr Großvater!). Ursprünglich hatte ich die Frage etwas anders formuliert und »Sind Sie eine junge Mutter?« geschrieben, aber dagegen erhoben sie Einspruch: Schließlich kümmere mein Sohn sich genauso intensiv um die Kinder wie seine Frau, sagten sie. Ich empfand diese Kritik als gerechtfertigt, daher formulierte ich meine Frage um und schrieb stattdessen: »Haben Sie kleine Kinder?« Heutzutage gehen Väter fast ebenso oft mit ihren Kindern zum Arzt wie die Mütter und kümmern sich genauso liebevoll und fürsorglich um den Nachwuchs, also sollten sie auch die gleiche Anerkennung für die Erfüllung ihrer Elternrolle bekommen wie Mütter. Es ist schwierig, Kinder großzuziehen in einer Zeit, in der so viele medizinische Schreckensmeldungen die Eltern verunsichern, und meistens müssen heutzutage beide Elternteile berufstätig sein, um finanziell über die Runden zu kommen, und sich daneben auch noch um ihre Kinder kümmern. Daher haben wir Ärzte großes Verständnis für die Sorgen und Nöte von Eltern, und es ist auch eine besondere Freude für uns, Kinder von ihren Krankheiten genesen zu sehen. Also zögern Sie nicht, mit Ihrem Kind zum Arzt zu gehen, wenn Sie im Zweifel sind, ob ihm etwas fehlt oder nicht. Warten Sie nicht damit! Wir mögen Kinder und tun alles, um ihnen ihre ersten Erfahrungen mit einem Arzt so angenehm wie möglich zu machen.

Zu Frage 21

● Frage 21 macht deutlich, wie sich die Zeiten geändert haben: Seit es regelmäßige Vorsorgeuntersuchungen gibt, entdecken wir Krebs und andere schwere Erkrankungen bei vielen unserer 40- bis 50-jährigen Patienten schon im Frühstadium – lange bevor sie früher diagnostiziert worden wären. Dadurch können diese Patienten viel eher behandelt und Zehntausende von Menschenleben gerettet werden. Die Anzahl der Menschen, die frühzeitig an einem Herzinfarkt oder Schlaganfall sterben, hat sich in den letzten Jahren um die Hälfte verringert. Das ist fast ausschließlich auf die von den Krankenkassen empfohlenen Vorsorgeuntersuchungen zurückzuführen. Die Anzahl der Frauen, bei denen Brustkrebs im Frühstadium festgestellt wird, ist gestiegen, aber die Zahl der Frauen, die daran sterben, hat sich verringert. Das kommt daher, dass Brustkrebs heutzutage eher diagnostiziert wird und auch leichter heilbar ist, weil es bessere Medikamente dagegen gibt. Vielleicht wird beim Prostatakrebs in Zukunft eine ähnliche Entwicklung stattfinden, und da es mittlerweile einen einfachen Test für chronische Nierenerkrankungen gibt, wird auch auf diesem Gebiet wahrscheinlich bald vieles besser werden.
Also nehmen Sie bitte Ihre Vorsorgeuntersuchungen ernst und gehen Sie rechtzeitig zu allen Terminen! Glauben Sie nicht, dass Ihnen so etwas nicht passieren kann, denn gegen schwere Erkrankungen ist keiner gefeit. Rund ein Drittel aller Menschen stirbt an einem Herzinfarkt oder Schlaganfall, ein weiteres Drittel an Krebs. Also geben Sie sich eine Chance, Ihr Ableben um ein paar Jahrzehnte hinauszuzögern!

Zu Frage 22

● Häufig den Arzt zu wechseln ist keine gute Idee (Frage 22). Wie bereits im vorigen Kapitel erwähnt, habe ich volles Verständnis dafür, dass Sie nicht bei einem Arzt in Behandlung bleiben möchten, der Ihnen nicht sympathisch ist. Vielleicht ist Ihre Beziehung zu

Ihrem Arzt sogar so zerrüttet, dass es für Sie beide besser ist, sich voneinander zu trennen. Ich kann sogar verstehen, wenn Ihnen so etwas noch ein zweites Mal passiert. Schließlich sind wir alle nicht perfekt, und vielleicht hatten Sie tatsächlich das Pech, zweimal hintereinander an einen Arzt zu geraten, der von seiner Persönlichkeit her einfach nicht zu Ihnen passt. Aber wenn Sie schon dreimal den Arzt gewechselt haben, deutet das darauf hin, dass Sie irgendwie nicht die richtige Einstellung zu Ihrem Arzt (oder zu Ärzten an sich) haben. Die meisten Ärzte haben ein ehrliches Bedürfnis, ihren Patienten zu helfen, und zwar unvoreingenommen und ohne Ansehen der Person, deshalb macht es uns stets traurig, wenn ein Patient uns verlässt, weil er ein Problem mit uns zu haben glaubt. Falls Sie schon dreimal oder noch öfter den Arzt gewechselt haben, liegt das Problem wahrscheinlich eher bei Ihnen als bei uns. Wenn Sie also immer wieder Probleme mit Ihren Ärzten haben, sollten Sie Ihr eigenes Verhalten und Ihre persönliche Einstellung zu den Ärzten einmal kritisch unter die Lupe nehmen und sich überlegen, ob Sie nicht doch etwas daran ändern sollten. Wenn Sie mit dem Gedanken spielen, sich von einer Arztpraxis zu trennen, besprechen Sie dies bitte offen und ehrlich mit den dortigen Ärzten. Vielleicht lässt sich das Missverständnis ja doch noch in aller Freundschaft aufklären, sodass Sie bei Ihrer gewohnten Arztpraxis bleiben können.

Zu Frage 23

● Die Frage mit der Schnellwahlnummer (Nummer 23) ist natürlich nicht ganz ernst gemeint. Vielen Menschen mit schwer wiegenden Erkrankungen, die oft einen Arzt brauchen, bleibt gar nichts anderes übrig, als die Telefonnummer ihres Hausarztes als Schnellwahlnummer abzuspeichern oder zumindest stets parat zu haben. Es gibt aber auch ein paar Patienten (in einer Praxis mit 2000 Patienten sind es im Durchschnitt knapp 100), die ständig bei uns aufkreuzen, obwohl ihnen eigentlich nicht viel fehlt. Natürlich behandeln wir auch diese Patienten verständnisvoll und versuchen sie immer zu beruhigen, wenn sie zu uns kommen, aber sie kosten uns doch sehr viel Zeit, die andere Patienten mit dringend behandlungsbedürftigen Erkrankungen vielleicht nötiger bräuchten. Als junger Arzt arbeitete ich dreimal pro Woche in einer Zweigpraxis meiner Praxisgemeinschaft in einem Dorf. Eine Frau in mittleren Jahren kam über zwei Jahre lang in jede meiner Sprechstunden, und jedes Mal fielen ihr neue Beschwerden ein, mit denen sie mich in Atem hielt. Wir führten so ziemlich alle Untersuchungen mit ihr durch, die es gibt. Einmal fiel mir auf, dass sie an diesem Tag nicht in meiner Sprechstunde gewesen war. Ich sprach mit der Rezeptionistin darüber, die sich ebenfalls darüber wunderte. Da die Frau ganz in der Nähe der Praxis wohnte, ging ich zu ihrem Häuschen, klingelte an der Tür und stellte fest, dass sie zum ersten Mal in ihrem Leben wirklich krank war. Sie hatte Grippe gehabt und als Zweitinfektion war eine Lungenentzündung dazugekommen. Nun brauchte sie Antibiotika und viel Pflege. Ich habe im Lauf meiner Karriere bestimmt schon Tausende von Hausbesuchen gemacht, aber diesen einen Besuch werde ich nie vergessen. Wäre diese Frau nicht so regelmäßig in meine Sprechstunde gekommen, so hätte ich nie erfahren, dass sie krank war. Damals gab es noch keine Schnellwahlnummern, die Patientin hatte nicht einmal Telefon und lebte allein. Und ausgerechnet an dem einen Tag, an dem sie mich wirklich dringend brauchte, konnte sie nicht aufstehen. Wenn ich es mir recht überlege, ist es also vielleicht doch sinnvoll, die Telefonnummer seines Arztes als Schnellwahlnummer abzuspeichern!

## Gute ärztliche Praxis

Es gibt einige Grundregeln der guten ärztlichen Praxis (also richtigen und vernünftigen ärztlichen Handelns), die auch Sie als Patient kennen sollten:

Gleichberechtigte Partner

- Arzt und Patient sollten als gleichberechtigte Partner zusammenarbeiten, wenn es um die Beurteilung der medizinischen Bedürfnisse eines Patienten geht. Das heißt, wir müssen Ihre Ansichten bei der Therapieentscheidung berücksichtigen, dürfen die Therapie also nicht über Ihren Kopf hinweg bestimmen. Dies sollte zu einer effektiveren Kommunikation zwischen Arzt und Patient und letzten Endes auch zu einem größeren Vertrauen führen.

Eigenverantwortung als Partner

- Die gute ärztliche Praxis verlangt außerdem von uns, dass wir Ihre Eigenverantwortung als Patient fördern, indem wir Ihnen Ratschläge für eine gesunde Lebensweise geben und Ihnen mit unseren Informationen helfen, fundierte Entscheidungen über Ihre Gesundheit zu fällen. Auch das geht nur bei einem partnerschaftlichen Verhältnis zwischen Arzt und Patient und nicht bei der früheren Arzt-Patienten-Beziehung, die eher einem Lehrer-Schüler-Verhältnis glich.

Ausnahme der Regel

Freilich gibt es auch eine Ausnahme von dieser Regel: Manche Menschen wollen gar nicht so genau in allen Details wissen, was ihnen fehlt. Falls Sie auch zu diesem Patiententyp gehören sollten, informieren Sie Ihren Arzt bitte darüber. Natürlich werden wir Sie dann trotzdem nicht wie einen unmündigen Patienten behandeln, wie dies in Viktorianischer Zeit der Fall war, aber schließlich ist es Ihre eigene Entscheidung, was Sie über Ihre Krankheit wissen möchten und was nicht, und wir werden diesen Wunsch respektieren.

Arzt zu sein ist ein sehr verantwortungsvoller Beruf. Die Gesundheit und das Leben unserer Patienten lie-

gen in unserer Hand, und manchmal können wir sie nicht schützen – entweder weil es eben einfach nicht möglich ist oder weil wir nicht das erforderliche Wissen oder die notwendigen Ressourcen dazu haben.
Deshalb möchte ich dieses Buch mit folgendem Gedanken schließen: Wenn Sie möchten, dass wir Ihnen möglichst gute Ärzte sind, sollten Sie versuchen, für unsere nicht immer einfache Situation Verständnis aufzubringen. Als Gegenleistung versprechen wir Ihnen, auch für Sie Verständnis zu haben. Die Beziehung zwischen Arzt und Patient wird am besten sein, wenn wir einander mit Vertrauen und Respekt behandeln und uns gegenseitig unsere kleinen Schwächen und gelegentlichen Fehler verzeihen.

Gegenseitiges Verständnis

# Register

**Dr. Tom Smith** ist seit 1977 als Buchautor tätig, vorher war er sechs Jahre in einer Hausarztpraxis und sieben Jahre lang in der medizinischen Forschung tätig. Er schreibt regelmäßig Kolumnen zu Gesundheitsthemen in der Samstagsausgabe des *Guardian*, im *Lancashire Telegraph*, in der *Carrick Gazette* und der *Galloway Gazette*. Außerdem ist er Autor zweier humorvoller Bücher: *Doctor, Have You Got A Minute?* und *A Seaside Practice* (beide im Verlag Short Books erschienen). Bei Sheldon Press sind folgende Bücher von Dr. Tom Smith erschienen: *Heart Attacks: Prevent and Survive, Living with Alzheimer's Disease, Coping Successfully with Prostate Cancer, Overcoming Back Pain, Coping with Bowel Cancer, Coping with Heartburn and Reflux, Coping with Age-Related Memory Loss und Skin Cancer: Prevent and Survive* (Übersetzungen liegen noch keine vor).